JN071874

図解でわかる

水・電解質と酸塩基平衡
―異常の原因と治療法―

富野　康日己
順天堂大学名誉教授
医療法人社団松和会 理事長

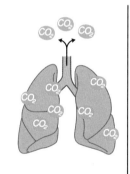
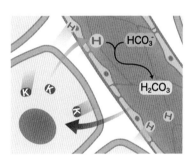
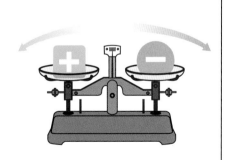
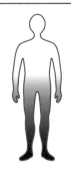

総合医学社

はじめに

　私たちの生命維持には，機械の潤滑油のような働きをする機能が必要です．その機能の代表が，体液(水)や電解質，酸塩基の平衡機構であり，それらの値を一定範囲内にとどめることによって，生命の恒常性（ホメオスターシス）が保たれています．それらに乱れが生じた場合には，すぐに優れた代償機構が働きますが，代償しきれずにバランスが崩れて低すぎる方向か，あるいは高すぎる方向に動くと，さまざまな症候・症状が現れます．こうした平衡は，画像や組織病変よりも時々刻々と変化するため，速やかな対処が求められます．そのため，なかなか理解しにくい分野でもあります．

　これまで，この分野では優れた教科書・解説書・症例検討書が数多く上梓され，皆さんに活用されています．私は以前，"Just the Facts: Fluids & Electrolytes"(Lynda K. Ball 著) という米国でベストセラーとなった参考書を監訳する機会がありました（『体液・電解質ガイド―病態の理解から治療まで―』，総合医学社，2008 年）．その本は，恒常性維持の基礎に触れたうえで，各平衡異常の基礎的知識とその治療について簡潔にまとめられていました．その刊行から時間も随分経ちましたので，今回，水・電解質異常および酸塩基平衡の基礎的知識をもとに，新知見や治療方針を加え，質問形式で簡潔にわかりやすくまとめてみました．臨床の場ですぐに活用しやすい簡明な解説書になったと思います．本書は，臨床研修医や看護師，医学部学生，また看護師を目指す人たちに活用していただけると思います．しかし，内容については，未熟な点や難解な点もあろうかと思われますので，忌憚のないご意見をいただければ幸いです．

　最後に，日ごろお世話になっている順天堂大学医学部腎臓内科と医療法人社団松和会池上総合病院腎臓内科の仲間たちに深謝いたします．また，本書の上梓にご協力いただきました総合医学社の皆様に厚く御礼申し上げます．

2021 年　初夏
都庁舎を眺めつつ
富野康日己

目　次

I．体液平衡異常

1 体液バランスとは？

POINT

- 人は，体液の出と入り（体液バランス）をとっている
- 全体液量は体重の 60%である
- 体液は細胞内液と細胞外液からなっている
- 体液の排泄は，体感蒸泄と不感蒸泄からなっている

体液平衡異常

- 体内のすべての臓器は協調して体液のバランス（体液の出と入り）を維持している.

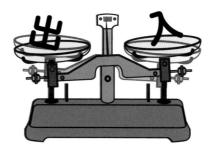

- 体内では，細胞内（細胞内液）と細胞外（細胞外液）に水分を保持している，体内の水分バランスを維持するためには，細胞内液

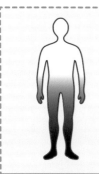

健常時の全体液（細胞内液＋細胞外液）は体重の 60%

体液
- 細胞内液（細胞内）：40%
- 細胞外液（細胞外）
  - 間質液：15%
  - 血管内液（血漿）・リンパ液：4.5%
  - 体腔液など：0.5%
  - （ただし，体重＝100%としたときの値）

図1　体液内の水分

と細胞外液の構成成分を一定に保つ必要がある.

● 健常時の全体液（細胞内液＋細胞外液）は，体重の60%を占めている（図1）. そのバランスの崩れた状態が体液平衡異常である.

● 細胞外液は，細胞を取り巻く間質液，血液の液体成分である血管内液（血漿），リンパ液などを含んでいる.

● 体液の分布は年齢とともに変化し，乳児は成人に比べてより多くの水分を間質に蓄えている. 加齢とともに体内の筋肉量は減少し脂肪が増加するため，年齢とともに体液バランスの乱れる危険性が高くなる.

● 体液の排泄には，体感蒸泄と不感蒸泄の2つがある（図2）. 体感蒸泄は，尿や便，外傷などにより生ずるもので，自身で感じることや測定することができるため，体感蒸泄と呼ばれている. 不感蒸泄は，皮膚と肺から生じるもので，自身で感じることや測定することができないため，不感蒸泄と呼ばれている.

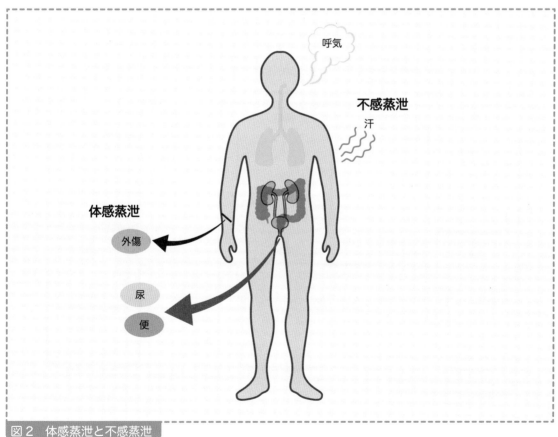

図2 体感蒸泄と不感蒸泄

2 体液の種類は？

> **POINT**
>
> ●体液には，等張液，低張液，高張液がある
> ●水分は，低張から高張へ移動する
> ●浸透圧とは，溶液側から溶媒側へ向かう圧力のことである

●体液は，等張液，低張液，高張液の 3 つに分けられる．

●水分は，浸透圧の低いほう（低張）から高いほう（高張）へと移動する（図 3）．

水分は浸透圧の低いほう（低張）から高いほう（高張）へと移動する

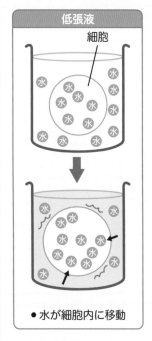

低張液

●水が細胞内に移動

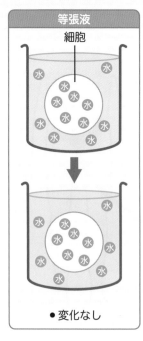

等張液

●変化なし

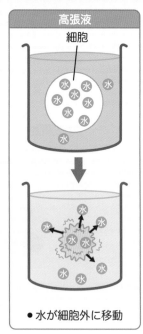

高張液

●水が細胞外に移動

図 3　体液の移動

等張液

●等張液とは，血漿 293mOsm/L（ミリオスモル）と同じ張度の溶液である．もう一方の溶質と同じ濃度でバランスがとれているため，等張液間での水分の移動はみられない．つまり等張液の溶質濃度は，血清とほぼ同じであり，等張液を投与した後でも血管内にとどまる（図4）．

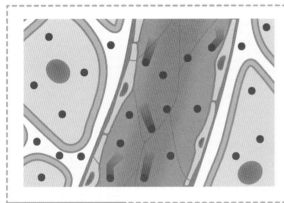

●溶質

等張液と血清の溶質濃度は，ほぼ同じため，投与後も血管内にとどまる

図4　等張液の流れ

低張液

●低張液とは，血漿 293mOsm/L よりも低い張度の溶液である．
●もう一方の溶質よりも低い濃度であり，低張液が高張液と接すると水分は，濃度の薄いほうから濃度の濃いほうへ移動し，同一の濃度になる．つまり低張液の溶質濃度は，血清よりも低いので，低張液を投与すると，水分は血管から外（間質）へ出ていく（図5）．

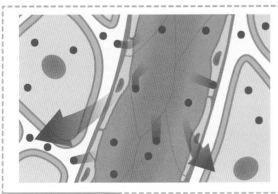

●溶質

低張液の溶質濃度は，血清より低いため，投与後は血管外に出て行く

図5　低張液の流れ

高張液

●高張液とは，血漿293mOsm/Lよりも高い張度の溶液である．
●もう一方の溶質よりも高い溶質濃度（溶媒は少ない）をもつので，
　水分は，両者の溶質・溶媒が同一の濃度になるまで，濃度の薄いほう
　から濃いほうへ移動する傾向にある．つまり，高張液の溶質濃度は，
　血清よりも高いので，投与後は水分を血管外から血管内に引き込む
　（図6）．

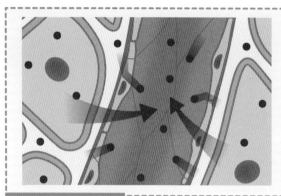

●溶質

高張液の溶質濃度は，血清より高いため，投与後
は血管内に液体（水分）を引き込む

図6　高張液の流れ

---

advance

張度（tonicity）

●張度（有効浸透圧）の推定値（mOsm/L）＝2（Na$^+$＋K$^+$）＋ブドウ糖（mg/dL）÷18

静脈注射に用いる溶解液は？

血漿液

●血液から細胞や組織へ簡単に流れる小さな分子量の溶液である.

等張液

●細胞内液と同等の濃度で細胞外や細胞内へ移動することはない.

---

① 5%ブドウ糖（グルコース，デキストロース）液

適応 体液量減少，脱水，高ナトリウム（Na）血症

使用上の注意 腎疾患，心疾患では，体液量の増加に注意する．高
血糖には注意を要するが，十分なエネルギーを補給することはで
きず長期間の使用には適さない.

---

②生理食塩液

適応 糖尿病性ケトアシドーシス，高カルシウム（Ca）血症，低
ナトリウム（Na）血症，代謝性アルカローシス，蘇生，ショック

使用上の注意 重篤な心疾患，浮腫，高Na血症では，体液量の増
加を引き起こすので使用しない.

---

③乳酸リンゲル液

適応 急性の血液喪失，熱傷，脱水，サードスペースへの移動に
よる体液量減少，下部消化管からの水分喪失

使用上の注意 カリウム（K）が含まれているので，腎不全では高
K血症に注意する．重篤な肝疾患では，乳酸を代謝できないので
用いない．また，pH7.5以上でも使用しない．マグネシウム（Mg）
は含まれていない.

高張液

●水分を細胞から出して，細胞外液へ導く（血管内に引き込む）．

---

①半生理食塩液に 5% ブドウ糖液が入った溶液

適応 糖尿病性ケトアシドーシスでの生理食塩液と半生理食塩液による初期治療の後療法，糖尿病性ケトアシドーシスでの低血糖と脳浮腫の予防

使用上の注意 糖尿病性ケトアシドーシスで，ブドウ糖濃度が250mg/dL 以下の状態で用いる．

---

②生理食塩液に 5% ブドウ糖液が入った溶液

適応 副腎機能不全クリーゼ，低張性脱水，抗利尿ホルモン分泌不適合症候群（SIADH），循環不全と血漿増加薬がない状況でのショック状態の一時的治療

使用上の注意 心不全や肺水腫を起こす危険があるので，重篤な心疾患や腎疾患では使用しない．

低張液

●細胞外液（血管内）から細胞内へ，水分を引き込む．細胞膨張をきたす．

---

①半生理食塩液

適応 糖尿病ケトアシドーシスの生理食塩液による初期治療後とグルコースの輸液前，経鼻胃（NG）チューブからの消化管液喪失，高張性脱水，水分の置き換え

使用上の注意 心血管系の虚脱と頭蓋内圧の上昇をきたす可能性があり，注意を要する．肝疾患や外傷，熱傷では用いない．

膠質（コロイド）液：代用血漿

●血漿を増加させるために用いる大きな分子量の溶液である.

> **アルブミン, デキストラン, ヘスパンダー, 血漿蛋白因子が含まれる**
>
> 適 応 血漿液*の投与に反応しない場合の血清増加, 微小循環不全
>
> 使用上の注意 効果は数日しか持続しない. 血圧の上昇や呼吸苦,
> 不整脈のような容量負荷の徴候に注意する.

*血漿液は, 血液から細胞や組織へ簡単に流れる小さな分子量の溶液である.

3 体液の働きは？

POINT

- ●体液・溶質は，体内恒常性の維持に働いている
- ●拡散による移動
- ●能動輸送による移動
- ●浸透による移動

●体液や溶質は，体内の恒常性（ホメオスターシス）を維持するた
　め絶えず動いている.

●溶液は，細胞内，間質，毛細血管内を半透膜を介して移動する.

細胞を通した移動

拡散と能動輸送，浸透がある

●**拡散**では，溶質は高濃度域から低濃度域へ，両者の濃度が平衡に
　達するまで半透膜を介して移動する（溶質が動く）. エネルギー
　を必要としない（図7）.

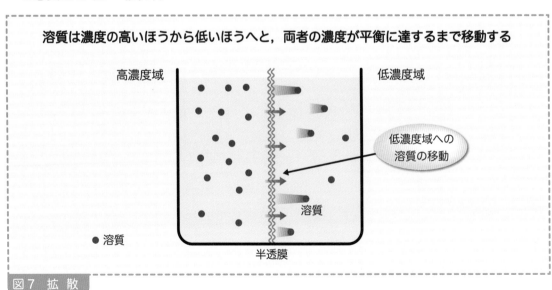

図7 拡 散

●能動輸送には，アデノシン三リン酸（ATP）と呼ばれる分子のエ
ネルギーが，溶質を低濃度域から高濃度域へ移動させる（**図8**）.

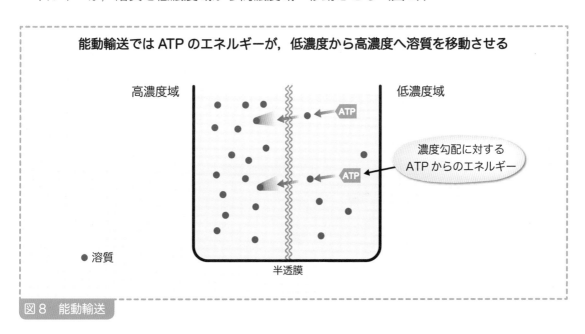

能動輸送では ATP のエネルギーが，低濃度から高濃度へ溶質を移動させる

高濃度域　　　　　　　　　　　　　　　　低濃度域

ATP

濃度勾配に対する
ATP からのエネルギー

ATP

● 溶質

半透膜

図8　能動輸送

●浸透では，水分（溶媒）が多く溶質の少ない領域（低溶質・高溶
媒）から，溶質が多く水の少ない領域（高溶質・低溶媒）に受動
的に移動する（水分が動く）（**図9**）.

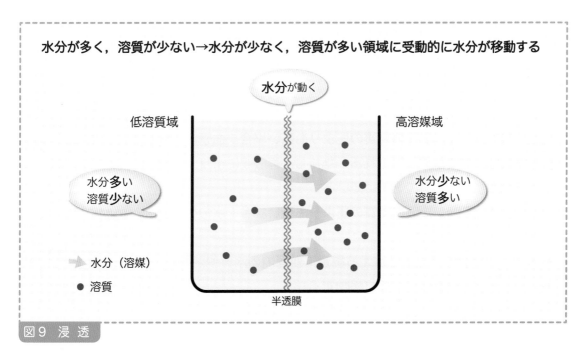

水分が多く，溶質が少ない→水分が少なく，溶質が多い領域に受動的に水分が移動する

水分が動く

低溶質域　　　　　　　　　　　　　　　　高溶媒域

水分**多い**
溶質**少ない**

水分**少ない**
溶質**多い**

➡ 水分（溶媒）

● 溶質

半透膜

図9　浸　透

毛細血管を通した動き

●体液のバランスをとるため，水分と溶質は毛細血管壁を通して移動する．静水圧（血液が毛細血管壁を押す圧力）は，水分や溶質に対し，血管壁へ向かった力を加える．つまり，静水圧が血管内にできると，水分や溶質は，血管壁から間質へ向かって押し出す力となる（図10）.

血管内の液体を押し出す圧（静水圧）は，水分や溶質を血管壁から間質液へと押し出す力になる

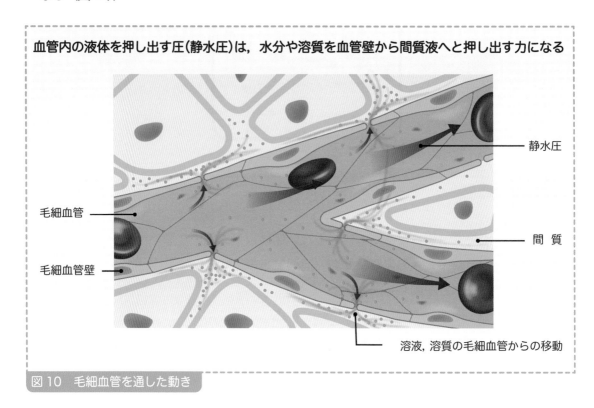

静水圧

間　質

毛細血管

毛細血管壁

溶液，溶質の毛細血管からの移動

図10　毛細血管を通した動き

●**血管内の静水圧が，周囲の間質の圧よりも高い場合**：血管内の水分や溶質は，間質へ押し出される．ただし，再吸収により，余分な水分が血管外へ出るのを防いでいる.

●**血管内の静水圧が，周囲の間質の圧よりも低い場合**：水分や溶質は血管内へ戻る（移動する）.

●**静水圧が血漿膠質浸透圧を超える場合**：血管内の水分や溶質は，毛細血管を出て間質液に入る（移動する）.

●**静水圧が血漿膠質浸透圧以下に低下した場合**：水分や溶質は，毛細血管内へ戻る（移動する）.

血漿膠質浸透圧
血管内では，アルブミンが水分を血管内に引きつけて保持する力（血漿膠質浸透圧）として働いている.

4 体液バランスの維持は？

- 体液バランスの維持が重要
- 腎臓による体液バランス
- ADH，RAA 系，ANP，口渇機構による体液バランス

- 体液バランスを維持するために，腎臓や抗利尿ホルモン（ADH），
レニン-アンジオテンシン-アルドステロン（RAA）系，心房性ナト
リウム利尿ペプチド（ANP），口渇機構が協調して働いている．
- これらのうちのどこに問題が起こっても体液バランスは崩れる．

腎臓の働き

- 腎臓は水分を保持したり，余分な水分を尿中に排泄して体液バラ
ンスを維持している．

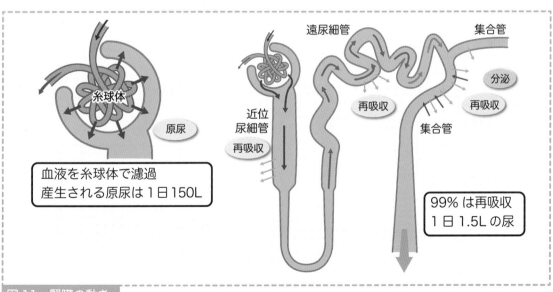

遠尿細管　　集合管

糸球体

原尿

近位
尿細管
再吸収

再吸収

分泌

再吸収

集合管

血液を糸球体で濾過
産生される原尿は1日150L

99％ は再吸収
1日1.5L の尿

図11　腎臓の動き

- ネフロン（糸球体と尿細管からなる最小機能単位）が毎日約150Lの血液を濾過している（糸球体濾過量：GFR[1]）.

1）糸球体が，1分間でどれくらいの血液を濾過するかを表している（mL/分/1.73m^2）.

- 濾過されたものは原尿となり，最終的には毎日約1.5Lの尿を産生する（図11）. つまり，糸球体で濾過された血液の約1%が尿となって排泄されている（糸球体で濾過された約99%は，再吸収されて体内に戻ることになる）.

抗利尿ホルモン（ADH）の働き

- 抗利尿ホルモン（antidiuretic hormone：ADH）は，バソプレシンとも呼ばれる9個のアミノ酸からなるペプチド[2]で，血管を収縮させて血圧を上げる作用をもっている.

2）アミノ酸が1本の鎖状につながった集合体をいう.

- ADHは脳下垂体から分泌され，利尿を減少させたり，水分保持を増加させたりして血液量を保ち，水分バランスを制御している.
- つまり，視床下部は血液量の減少や血漿浸透圧の増加を感知すると，シグナルを脳下垂体へ送る. 脳下垂体はADHを血液中へ分泌し，ADHは水分を保持するように腎臓に作用する. 水分を保持することで血液量が維持され，血漿浸透圧は低下するというステップをとる（図12）.

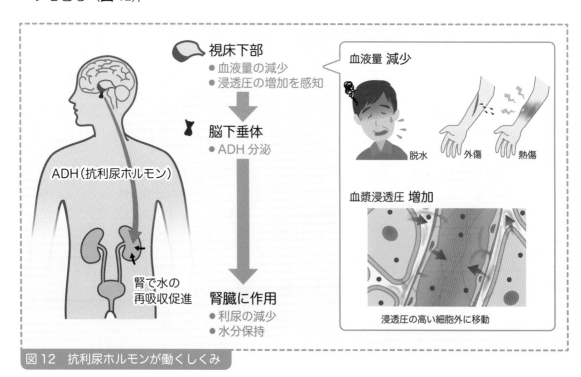

視床下部
- 血液量の減少
- 浸透圧の増加を感知

血液量 減少

脱水 　外傷 　熱傷

脳下垂体
- ADH 分泌

ADH（抗利尿ホルモン）

血漿浸透圧 増加

腎で水の再吸収促進

腎臓に作用
- 利尿の減少
- 水分保持

浸透圧の高い細胞外に移動

図12　抗利尿ホルモンが働くしくみ

レニン - アンジオテンシン - アルドステロン（RAA）系の働き

● RAA 系は，ナトリウム（Na）と水のバランスを維持し，循環血液量と血圧を保つ働きをもっている（図13）.

● 水分や Na が不足すると，腎臓の傍糸球体装置からレニンが分泌され，血中のアンジオテンシノーゲンを分解して，アンジオテンシン I に変換する．アンジオテンシン I は，アンジオテンシン変換酵素（ACE）によりアンジオテンシン II を産生する.

● 産生されたアンジオテンシン II は，血管収縮を起こし，副腎皮質からアルドステロンの産生を刺激する.

● アルドステロンは，腎臓に働き腎皮質集合管における Na の再吸収亢進と，それに伴ったカリウム（K）の排泄を促進する.

● 血圧が正常に戻れば，レニン分泌は止まり，この RAA 系は停止する.

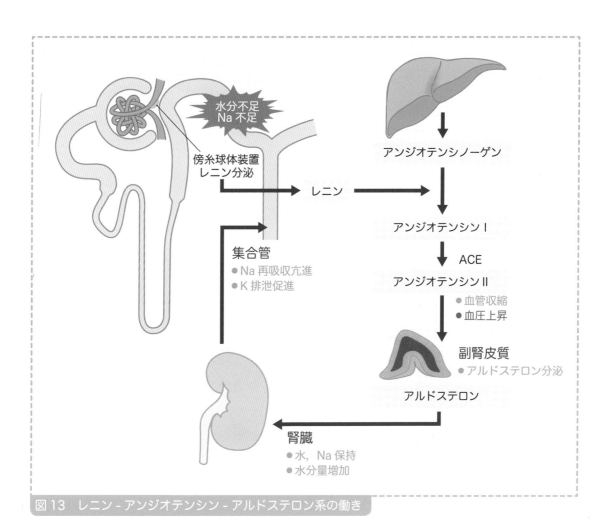

図13　レニン - アンジオテンシン - アルドステロン系の働き

心房性ナトリウム利尿ペプチド（ANP）の働き

● ANP は心房から分泌されるホルモンであり，その働きは RAA 系の作用と拮抗する．ANP は血管拡張作用（血圧低下）や利尿作用をもっている（図14）．

● 心房に負荷がかかり拡張すると，その代償作用として ANP の放出が増加する．ANP と同様に主に心室で産生される脳性ナトリウム利尿ペプチド（BNP）も心疾患の評価に用いられている．

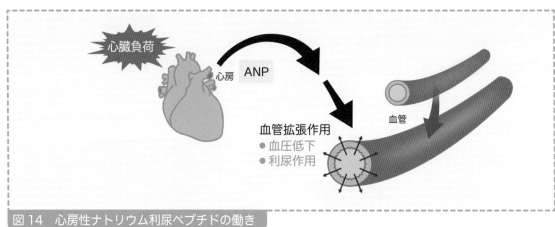

図14 心房性ナトリウム利尿ペプチドの働き

口渇機構

● 口渇はわずかな体液の喪失によって生じる．口腔粘膜が乾燥すると，視床下部の口渇中枢が刺激される（図15）．

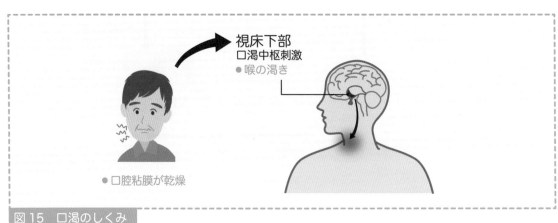

図15 口渇のしくみ

5 体液平衡異常による疾患は？

POINT

- 水分の不均衡：水分の欠乏と過剰
- 体液量の変化
- 脱水，循環血漿量増加・減少，水中毒

- 水分の欠乏や過剰に対する自己調節機能が不能になると，水分の不均衡が起こる．
- 体液量の変化は，血圧に影響を与え，肺動脈圧（PAP）や中心静脈圧（CVP），肺動脈楔入圧（PAWP），心拍出量が変化する．
- 水分の不均衡には，脱水，循環血漿量増加，循環血漿量減少，水中毒がある．

①脱水 (Dehydration) の診断と治療

脱水とは，体内の水分量が極端に不足した状態である．

疑うべき症状と徴候

問　　診：脱力，けいれん，めまい，著しい口渇
視　　診：皮膚・粘膜の乾燥，眼球の陥凹
触　　診：皮膚ツルゴール（皮膚の張り・緊張）の低下・欠如
検査所見：血圧低下を伴った心拍数の増加，尿量の低下（乏尿，無尿）
その他：過敏性（非刺激性）と錯乱，昏睡，発熱…など

診断のための必須検査と成績

● 血中ヘマトクリット（Hct）の高値
● 血清浸透圧 300mOsm/kg 以上（尿崩症では 50 ～ 200mOsm/kg）
● 血清 Na 145mEq/L 以上
● 尿比重 1.030 以上（尿崩症では 1.005 以下）

原因と病態生理

？ 原　因

● 尿崩症，発熱（高熱：熱中症），高度な下痢，腎不全，高血糖など．

？ 病態生理：いったい何が起こっているのか？

● 体内から水分が喪失すると，血漿浸透圧・血清 Na が上昇し，細胞内の水分子が，浸透圧の高い細胞外へ移動する（図 16）．その際，水分摂取が十分にできない状態が続くと細胞は縮み，さらに水分を細胞外へ移動させる（細胞内脱水：細胞内の水分が少なくなる）．その結果，中枢神経症状が出現し，けいれんや昏睡がみられるようになる．また，血管内の水分が少なくなる血管内脱水がある．

治療法

● 飲水が可能であれば，塩分を含まない水分を補給することから始めるが，精神症状やけいれん，昏睡などがある場合には，ただちに治療を開始する（図 17）．
● 重篤な細胞内脱水では，5％ブドウ糖液などの低張な液（ブドウ糖は，最初は等張液であるが，代謝されると低張液に変化する）を静脈内投与する．喪失した水分を 48 時間以上かけて，緩徐に補充する．ただし重篤な腎・心疾患では，体液量の増加に注意する．
● また，5％ブドウ糖液は高血糖をきたすので蘇生には用いない．

処方例 5％ ブドウ糖液 500mL を 80mL/ 時で投与する．
● 血管内脱水[1] には，生理食塩液（細胞外液）500mL を 80mL/ 時で投与する．

1）血管内脱水では，脈拍の上昇や血圧の低下が起こる．血液中の赤血球やヘモグロビン，ヘマトクリットの値が上昇する．

補　液
維持量＋欠乏量×安全係数（1/2 ～ 1/3）を 5％ ブドウ糖液か 0.45％ 生理食塩液を用いて数日間かけてゆっくり投与する．

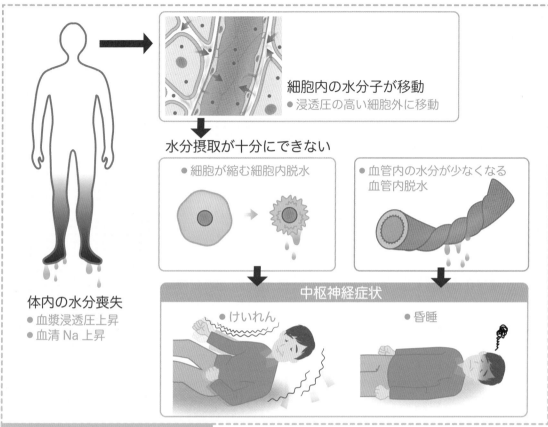

図 16　水分喪失が招く中枢神経症状

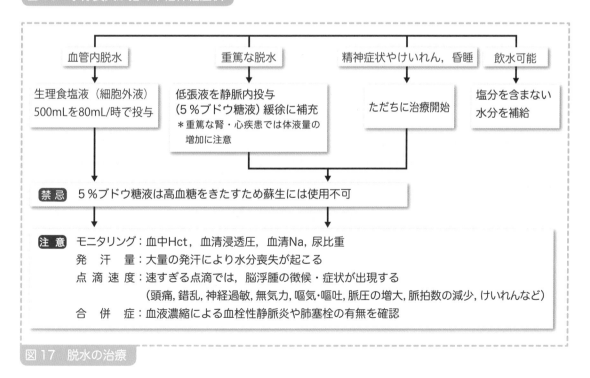

図 17　脱水の治療

処方例 生理食塩液とブドウ糖を同時に同量投与の場合

開始液（1号液）　　　：ソルデム®1号輸液　（200mL，500mL），

　　　　　　　　　　　　デノサリン®1　　　（200mL，500mL）など

脱水補給（2号液）：ソルデム®2号輸液　（200mL，500mL），

　　　　　　　　　　　　ソリタ®−T2号輸液（200mL，500mL）など

管理上注意すべきこと

☑ 治療開始後も血中Hct，血清浸透圧，血清Na，尿比重をモニターする．

☑ 大量の発汗により，水分喪失が起こるので，発汗量に注意する．

☑ 血栓性静脈炎や肺塞栓などの血液濃縮による合併症の有無を確認することが重要である．

☑ 速すぎる点滴では，脳浮腫の徴候・症状（頭痛，錯乱，神経過敏，無気力，嘔気・嘔吐，脈圧の増大，脈拍数の減少，けいれんなど）が現れるので注意する．

advance

水分欠乏量の推定式

- 水分欠乏量（L）＝健常時の体重（kg）− 現在の体重（kg）
- 血清Na濃度からの推定

  水分欠乏量（L）＝健常時の体重（kg）× 0.6 ×（1−140÷現在の血清Na濃度）
- ヘマトクリット（Hct）からの推定

  水分欠乏量（L）＝健常時の体重（kg）× 0.6 ×（1−45÷現在のHct）
- 血清総蛋白（TP）からの推定

  水分欠乏量（L）＝健常時の体重（kg）× 0.6 ×（1−7÷現在のTP）

  （基準値：Na 145mEq/L, Hct 45%, TP 7.0g/dL）

advance

熱中症とは？

- 近年の地球温暖化によって，患者数は増加している．
- 暑い環境で体温が上昇し，脱水状態となり，めまい，頭痛や吐き気，失神，けいれんなどの症状が現れ，重症化すると死に至る健康障害をいう．
- 労作性熱中症（屋外：若年者のスポーツ，中壮年者の労働など）と，非労作性熱中症（屋内：高齢者，独居者，精神疾患や心疾患などの基礎疾患がある人など）に分けられる．
- 熱中症から脱水症，急性腎障害（腎不全）となり，透析療法が必要になることがある．

②循環血漿量増加の診断と治療

循環血漿量増加は，細胞外液における等張の体液（水分，
Na を含む）の過剰状態である．

疑うべき症状と徴候

問　　診：呼吸困難，急速な体重増加
聴　　診：クラックル（水泡音:ブツブツ，プツプツ，パチ．破裂性・
　　　　　　断続性音），心Ⅲ音ギャロップ（奔馬調律）
触　　診：頻脈，速脈，頸部の静脈拡張，末梢のむくみ
検査所見：高血圧（心臓に問題ない場合）
そ の 他：遅延する循環血液量の増加を伴う肺水腫…など

診断のための必須検査と成績

●血清 Na 正常
●血清の希釈による血清カリウム（K）および血清尿素窒素（SUN）
　の低値（ただし，腎不全・腎機能低下では，高値を示す）
●低酸素値
●胸部 X 線：肺うっ血像
●中心静脈圧（CVP），肺動脈圧（PAP）および肺動脈楔入圧（PAWP）
　の上昇

原因と病態生理

？ 原　因

● ナトリウム（Na）または水分の過剰摂取（生理食塩液または乳酸リンゲル液の静脈内投与，血液または血漿蛋白の補充），水分および Na の蓄積（心不全，肝硬変，ネフローゼ症候群，高アルドステロン症，たんぱく質の摂取不足），血管内への水分の移動（熱傷後の水分の移動，低張液の静脈内投与，アルブミンまたは血漿蛋白の使用）など．

？ 病態生理：いったい何が起こっているのか？

● 循環血液量増加は，細胞外液における等張の体液（水分，Na を含む）の過剰な状態であり，水分の不均衡は，水分と Na が同じ比率で過剰になるので，通常は浸透圧に影響を及ぼさない．

● 体重の増加がみられる（軽度・中等度の循環血液量増加：5 〜 10%，高度の循環血液量増加：10% 以上）．

● 高齢者や腎機能低下・心機能低下患者では，循環血液量の増加が起こりやすい．

● Na・水分が過剰に蓄積すると，体液が血管外の間質へ移動する．その結果，細胞外液の間質や血管内に停滞し，肺やその他の組織での浮腫が生じる（図 18）．

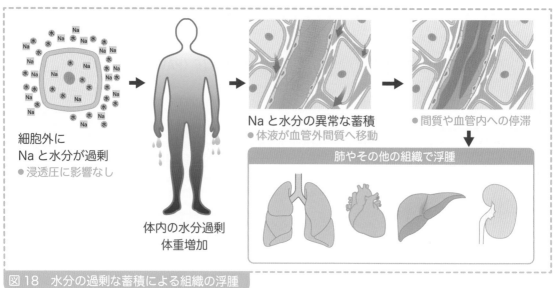

細胞外に
Na と水分が過剰
● 浸透圧に影響なし

体内の水分過剰
体重増加

Na と水分の異常な蓄積
● 体液が血管外間質へ移動

● 間質や血管内への停滞

肺やその他の組織で浮腫

図 18　水分の過剰な蓄積による組織の浮腫

治療法

● ベッド上安静とし，心不全の治療を行う.

● Na 制限・水分制限を行う.

● ループ利尿薬（ラシックス®20 ～ 100mg）を静注する.

● 酸素投与を行う.

● 強心剤（ジギタリス製剤：ジゴシン®，ジゴキシン KYR など）を
投与する.

● 血管拡張作用のあるモルヒネやニトログリセリン（ニトロペン®，
バソレーター®，ミリスロール®，ミオコール®）などを投与し，
肺水腫の治療を行う.

管理上注意すべきこと

● 過剰な補正により，循環血液量の増加を招いていないかを，徴候・
症状で確認する.

● 各種モニタリングを行う.

> ☑ 動脈血ガス（ABG）分析（酸素化と酸塩基平衡の変化をみる）
> ☑ 血清 Na（利尿薬投与で低下，腎不全で上昇する）
> ☑ 心音の聴取（心室への過剰な水分負荷による心Ⅲ音の聴取）

advance

圧痕性浮腫と非圧痕性浮腫？

● 圧痕性浮腫（pitting edema）は，血管内のアルブミンの喪失（膠質浸透圧の低下）により水分が間質へ移動し，指で押すと引っ込むような状態をいう. その代表的疾患は，ネフローゼ症候群である.

● 一方，非圧痕性浮腫（non-pitting edema）では，水分が間質にたまる状態ではなく，たまるものはムコ多糖類であり，"ポチャ・ポチャ"とした浮腫（むくみ）がみられるものである. その代表的疾患は，甲状腺機能低下症である.

③循環血漿量減少の診断と治療

循環血漿量減少は，等張液の喪失であり，水分と Na が細胞外液から失われた状態である．

疑うべき症状と徴候

問　　診：口渇，体重減少
視　　診：青ざめた皮膚
触　　診：頻脈，腕や下肢の冷感
検査所見：著しい低血圧・起立性低血圧，尿量の低下（10 〜
　　　　　30mL/ 時），頸静脈の平坦化，中心静脈圧（CVP）の低下
そ の 他：精神状態の変化…など

診断のための必須検査と成績

● 出血による血中ヘモグロビン（Hb）・Hct の低下
● SUN 値の上昇
● 尿比重の上昇（腎は，体液の保持に働く）
● 血清 Na の正常値または高値（145mEq/L 以上）：体液と Na の喪失量により変化する．

原因と病態生理

？ 原　因

● 体液（水分）の過剰喪失：出血，腹部の手術，糖尿病（多尿），
　重篤な嘔吐・下痢，過剰な利尿薬投与，過剰な下剤の服用，過剰
　な発汗，発熱（高熱の持続），瘻孔，経鼻胃（NG）ドレナージ，
　腎不全多尿期．
● サードスペースへの水分の移動：急性の腸管閉塞，急性腹膜炎，
　熱傷の初期，腰部の骨折，低アルブミン血症，胸水など．

❓ 病態生理：いったい何が起こっているのか？

● 循環血漿量減少とは，等張液の喪失であり，水分とNaが細胞外液から失われた病態であるが，循環血漿量の減少を早期に発見し治療を開始しないと，ショックを引き起こすことがある．

● 毛細血管細胞膜の透過性の亢進，もしくは血漿浸透圧が低下すると，水分は血管内から出ていき，体液は，腹腔内・胸腔内・心臓へ移動する．水分摂取の低下によるさらなる体液移動の増悪は，体重減少・中枢神経症状・起立性低血圧などを引き起こす（図19）．

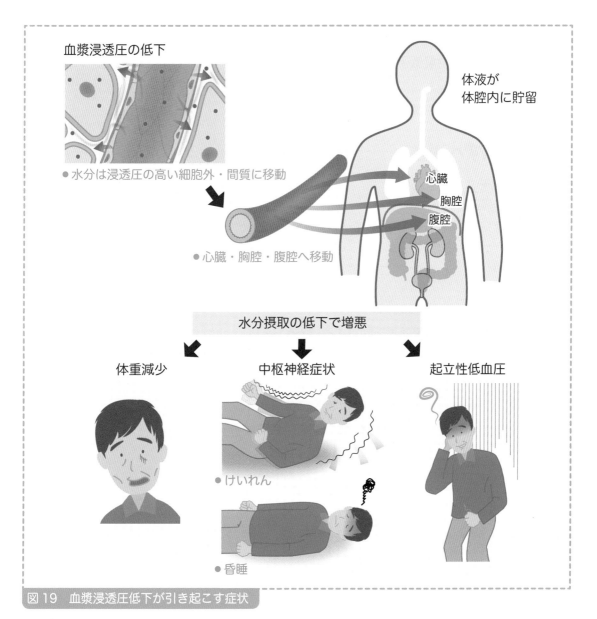

血漿浸透圧の低下

● 水分は浸透圧の高い細胞外・間質に移動

● 心臓・胸腔・腹腔へ移動

体液が体腔内に貯留

心臓
胸腔
腹腔

水分摂取の低下で増悪

体重減少　　中枢神経症状　　起立性低血圧

● けいれん

● 昏睡

図 19　血漿浸透圧低下が引き起こす症状

治療法

●酸素（O$_2$）吸入を行う.

●等張液（5% ブドウ糖液や 0.9% 生理食塩液, 乳酸リンゲル液）を補充する.

●短時間に大量の輸液を行うため, 急速静注のために太いカテーテルを留置する. 循環血漿量低下によるショックでは, 大量の輸液が必要である.

●低血圧では, カテコラミン（イノバン®やドブトレックス®など）などの昇圧薬を投与し, 血圧を上げる.

●出血による循環血漿量低下では, 輸血を行う.

管理上注意すべきこと

●血行動態をモニターする.

☑ CVP
☑ PAP
☑ PAWP
☑ 心拍出量
☑ 血圧
　などを測定し, 治療効果を判定する.

●体液過剰（過剰輸液）の徴候・症状をモニターする.

●肺野に聴取するクラックル（破裂性・断続性の肺雑音）の変化を観察する.

④水中毒（Water intoxication）の診断と治療

水中毒は，過剰な水分が，細胞外液から細胞内へ移動することで起こる状態である．

疑うべき症状と徴候

問　　診：頭蓋内圧の上昇（頭痛，悪心・嘔吐，視力障害：目がかすむ），筋けいれんおよび脱力，口渇，労作時呼吸困難

触　　診：徐脈

検査所見：脈圧の拡大

そ の 他：人格・行動・意識レベルの変化…など

診断のための必須検査と成績

●血漿浸透圧 280mOsm/kg 以下

●血清 Na 125mEq/L 以下

原因と病態生理

❓原　因

●抗利尿ホルモン分泌症候群（SIADH）

●低張液の急速輸液

● NG チューブまたは注腸での水道水の過剰投与

●心因性多飲症

●熱中症予防・治療時の大量飲水

　など

❓ 病態生理：いったい何が起こっているのか？

●水中毒は，過剰な水分が，細胞外から細胞内へ移動することで起こる（図20）.

●過剰な低張液の細胞外への流入が起こると，浸透圧低下により低張液が細胞内へ移動する．その結果，細胞が膨化し，頭蓋内圧亢進によるけいれん・昏睡などが出現する.

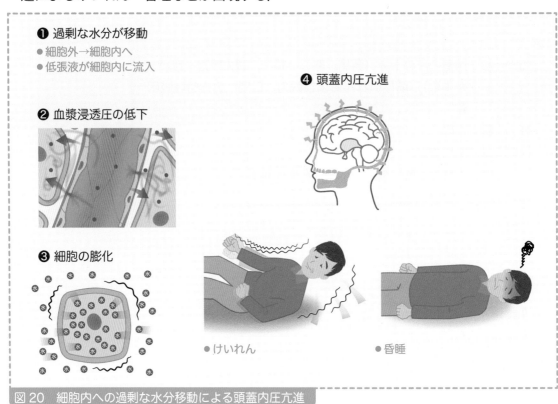

❶ 過剰な水分が移動
● 細胞外→細胞内へ
● 低張液が細胞内に流入

❷ 血漿浸透圧の低下

❸ 細胞の膨化

❹ 頭蓋内圧亢進

● けいれん

● 昏睡

図20　細胞内への過剰な水分移動による頭蓋内圧亢進

治療法

● 原因の是正：低張液点滴の中止，蒸留水の飲水，低張液を用いた NG チューブの洗浄や浣腸を行う．

● 飲水あるいは点滴による水分の投与量を制限し，血清 Na 値が上昇するまで，低張輸液は避ける．

● 点滴ポンプを用いて電解質輸液（半生理食塩液に 5% ブドウ糖液が入った溶液，生理食塩液に 5% ブドウ糖液が入った溶液，乳酸リンゲル液に 5% ブドウ糖液が入った溶液：ラクテック®D 輸液，ソルラクト®輸液，ポタコール®輸液など）を緩徐に行う．

管理上注意すべきこと

● 各種モニタリング

☑ 中枢神経症状の観察
☑ 血清 Na 値

Ⅱ．電解質平衡異常

1 電解質バランスとは？

POINT

● 体液電解質バランスの維持
● 電解質バランスに関わる因子
● 電解質バランスに関わる臓器

電解質の働き

● 体液の電解質は，健康な状態を維持するために重要であり，体液中
　では，電解質は電離し，イオンとなって存在している．
● 陰イオンは，陰性に荷電し，陽イオンは，陽性に荷電している．

> 陰イオン：重炭酸（HCO_3^-），クロライド（Cl^-），リン（P）
> 陽イオン：ナトリウム（Na^+），カリウム（K^+），カルシウム（Ca^{2+}），
> 　　　　　マグネシウム（Mg^{2+}）

● **細胞外液電解質の働き**：細胞の外側に影響を及ぼす．Na と Cl，
　Ca，HCO_3 は細胞外液の電解質である．

> ナトリウム（Na^+）： 神経細胞と筋肉細胞の相互作用を助ける
> クロライド（Cl^-）： 浸透圧を維持し，胃粘膜が塩酸を産生するの
> 　　　　　　　　　　　を助ける
> カルシウム（Ca^{2+}）：細胞膜の安定化と透過性の抑制，筋肉収縮，
> 　　　　　　　　　　　血液凝固に関与する
> 重 炭 酸（HCO_3^-）： 酸塩基平衡を司る

●**細胞内液電解質（イオン）の働き**：細胞内に影響を及ぼす．K，P，Mg は細胞内に豊富に存在する電解質（イオン）である．

カリウム（K）：細胞の易興奮性や神経刺激の伝達，膜電位の安定，筋肉の収縮，心筋膜の反応性，細胞内浸透圧の調節などに関与する

リ　ン（P）：エネルギー代謝を調節する

マグネシウム（Mg）：酵素反応，神経・筋伝達，神経および心・血管系の正常機能の維持，たんぱく合成，さらに Na イオンと K イオンの移送を調節する．大部分が細胞内に存在し，一部は骨組織にも存在する

電解質バランスに影響を及ぼす因子

●電解質バランスには，水分の摂取と排泄，酸塩基平衡，ホルモン分泌，正常な細胞・器官・腺機能が関わっている．電解質の異常は，電解質濃度の調整機能を超えるほどの過剰摂取や腎臓からの排泄障害などにより起こる．

●このため，腎疾患や内分泌疾患，代謝疾患，消化器疾患，循環器疾患などでは，電解質の測定が重要である．また，輸液による体液管理や利尿薬・ジギタリス製剤の投与時にも検査は必要である．

電解質バランスに関わる臓器（図 1）

肺と肝臓：Na・水バランスおよび血圧調節に関わる

心　　臓：Na 排泄のため ANP を分泌する．BNP を産生・分泌する

汗　　腺：汗を介して，Na，K，水を排泄する

胃　　腸：体液と電解質の吸収と排泄に関わる

副甲状腺：副甲状腺ホルモンは，Ca を血液中に動員し，腎臓から P を排泄する

甲 状 腺：骨から Ca の放出を抑制するカルシトニンを分泌する

肺と肝臓

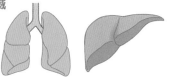

Na・水バランス，血圧調節

心 臓

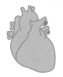

ANP 分泌，BNP 産生・分泌

汗 腺

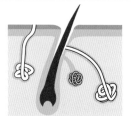

Na，K，水を排泄

甲状腺
副甲状腺

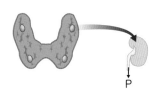

副甲状腺：Ca を血液中に動員
　　　　　腎臓から P を排泄
甲 状 腺：カルシトニンを分泌

胃 腸

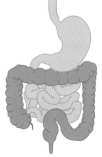

体液と電解質の吸収と排泄

図 1　電解質バランスに関わる臓器

血清電解質・その他の基準値

Na .... 135 ～ 145 mEq/L

K........................... 3.5 ～ 4.5　mEq/L

Cl.......................... 98　～ 108 mEq/L

Ca（総）................ 8.5 ～ 10.5mg/dL（4.2 ～ 5.2 mEq/L）

Ca（イオン化）...... 4.7 ～ 5.2　mg/dL

P .... 2.5 ～ 4.5　mg/dL

Mg....................... 1.8 ～ 2.4　mg/dL

Zn........................ 80　～ 130 μg/dL（必須微量元素）

（基準値には，施設間差があることに注意する）

2 電解質平衡異常

POINT

- 高・低 Na 血症の病態と治療
- 高・低 K 血症の病態と治療
- 高・低 Ca 血症の病態と治療
- 高・低 P 血症の病態と治療
- 高・低 Mg 血症の病態と治療

①高ナトリウム（Na）血症

血清 Na 150mEq/L 以上（160mEq/L 以上は，重症）

- 血清 Na 値の高低は，血漿浸透圧の高低を表し，血漿浸透圧の異常は，しばしば細胞外液量の異常を伴う．

疑うべき症状と徴候

視　　診：皮膚の紅潮

問　　診：激しい口渇，低体温

そ の 他：興奮と情緒不安，錯乱，衰弱，筋肉のけいれん…など

Na 過剰摂取の場合

体液量増加の症状・徴候（27 頁参照）．呼吸困難，高血圧など

水分過剰喪失の場合

体液量減少の症状・徴候（23, 30 頁参照）．粘膜の乾燥，乏尿（尿量 400mL/ 日以下），起立性低血圧など

診断のための必須検査と成績

- 血清浸透圧 300mOsm/kg 以上
- 血清 Na150mEq/L 以上
- 尿比重 1.030 以上（尿崩症では 1.005 以下）

原因と病態生理

🔲 原　因

- Na の過剰摂取：食塩の過剰摂取，薬物（炭酸水素ナトリウム含有制酸薬，チカルシリンのような抗生物質：広範囲半合成ペニシリン，種々の塩錠，心停止時に用いる炭酸水素ナトリウム輸液，塩化ナトリウム製剤，ポリスチレンスルホン酸ナトリウムなど）の使用，海水（塩水）でおぼれる，クッシング症候群，高アルドステロン症など．
- 水分の不足（過剰喪失）：発熱（高熱），熱中症，呼吸器感染症，広範囲の熱傷，重篤な下痢，高浸透圧性高血糖症候群（非ケトン性高浸透圧性昏睡），尿崩症など．

🔲 病態生理：いったい何が起こっているのか？

- 何らかの原因により，Na の摂取または，水分の喪失が過剰に起こると高Na血症となり，血清浸透圧が上昇する（高浸透圧）（図2）．

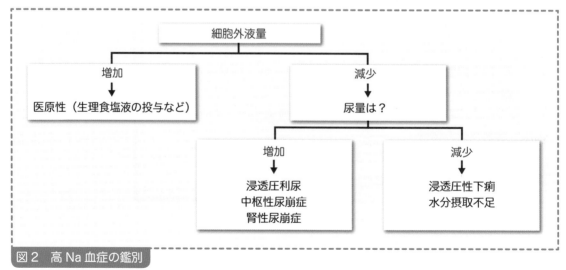

図2　高 Na 血症の鑑別

そのため，細胞内から細胞外へ水分の移動が起こり，細胞は脱水状態となり，神経系の障害が生ずる．血管では，細胞外液量が増え溢水となる．

●ただし，高Na血症の頻度は，低Na血症よりも低い．

治療法（図3）

●原因に則した個々の治療を行う．

●原則として，Na摂取を制限する．

処方例 経口あるいは静脈からの水分摂取と同時に，利尿薬（フロセミド：ラシックス®20〜100mg）を投与する．

●脳細胞への水分の移動を防ぐため，水分は経口で48時間以上かけてゆっくりと補充する．無症候での補正速度は，0.5mEq/L/時とする．

●急速に大量の水分を補充した場合には，水分は脳細胞への移動に伴い細胞は膨張し，脳浮腫の原因となる．つまり，補正速度が速すぎると，細胞内・外に浸透圧差が生まれ，細胞内に水が移動し，神経細胞の腫脹や脳浮腫をきたすことになる．

●意識障害や呼吸障害，けいれんなどの中枢神経症状がみられるとき：目標血清Na160mq/Lまでは1〜2mEq/L/時で補正し，その後は緩やかに補正して，1日では8mEq/L以下とする．血清Na濃度が155〜160mq/Lに達したのちは，数日〜1週間かけて補正する．

●細胞外液量が減少した高Na血症：生理食塩液を用いる．細胞外液量が正常化したときは，5%ブドウ糖液で補正する（5%ブドウ糖液のような塩分を含まない水分は，脳浮腫の予防に役立つ）．また，0.45%の半生理食塩液の輸液も，低Na血症や脳浮腫の予防に役立つ．

●細胞外液量が正常の高Na血症：5%ブドウ糖液で補正する．

●細胞外液量が増加した高Na血症：Naを制限し，利尿薬（ラシックス®）を用いながら，低張液（ソリタ®－1号輸液，ソルデム®1号輸液）を投与する．

管理上注意すべきこと

●各種モニタリング

☑ 神経学的所見
☑ 血清 Na
☑ 尿比重
☑ 毎日の水分バランスと体重

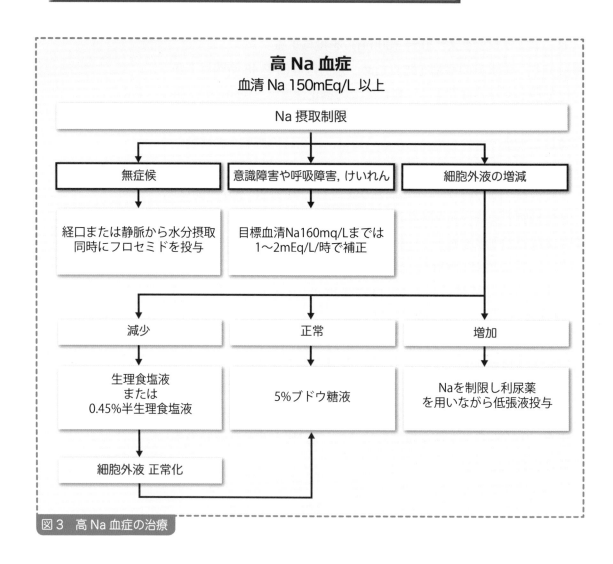

高 Na 血症
血清 Na 150mEq/L 以上

Na 摂取制限

| 無症候 | 意識障害や呼吸障害, けいれん | 細胞外液の増減 |

| 経口または静脈から水分摂取 同時にフロセミドを投与 | 目標血清Na160mq/Lまでは 1〜2mEq/L/時で補正 | |

| 減少 | 正常 | 増加 |

| 生理食塩液 または 0.45%半生理食塩液 | 5%ブドウ糖液 | Naを制限し利尿薬 を用いながら低張液投与 |

| 細胞外液 正常化 |

図3 高 Na 血症の治療

②低ナトリウム（Na）血症

血清Na135mEq/L以下（120mEq/L以下は，重症）
●発症頻度の高い電解質異常である.

疑うべき症状と徴候

視　　診：振戦
問　　診：頭痛，筋肉痛，脱力，嘔気
そ の 他：腹部けいれん，無気力や混乱などの意識レベルの変化
　　　　　　…など

循環血液量低下による場合
●粘膜の乾燥，起立性低血圧，低血圧，皮膚のツルゴールの低下，頻尿，微弱な脈など

循環血液量増加による場合（希釈性）
●浮腫，高血圧，早い跳動脈，体重増加など

診断のための必須検査と成績

●血清Na 135mEq/L以下
●血清浸透圧 280mEq/L以下（希釈血液）
● Htや血清総蛋白の上昇
●尿比重 1.010以下（SIADHでは，尿比重と尿中Naは上昇する）

重篤な低Na血症
血　清　Na 110mEq/L
以下では，急激な意
識レベルの変化が起
こり，昏睡や持続的
な神経系障害を起こ
すので注意する.

原因と病態生理

▣ 原 因

● Na の喪失，水分の増加（希釈性低 Na 血症），あるいは Na の摂取不足（塩類喪失性低 Na 血症）によって起こる．低 Na 血症を引き起こす薬剤を**表1**に示す．

表1　低ナトリウム（Na）を引き起こす薬剤			
分　類	系　統	一般名	商品名
抗けいれん薬	イミノスチルベン系	カルバマゼピン	テグレトール®
抗糖尿病薬	スルホニル尿素類	クロルプロパミド	アベマイド®
		トルブタミド	ヘキストラスチノン®
抗精神病薬	フェノチアジン系	フルフェナジンマレイン酸塩	フルメジン®
		塩酸チオリダジン	メレリル®
利尿薬	ループ利尿薬	フロセミド	ラシックス®
	サイアザイド系	ヒドロクロロチアジド	ヒドロクロロチアジド®
鎮静薬	バルビツレート	フェノバルビタール	フェノバール®
		セコバルビタールナトリウム	アイオナール・ナトリウム
	モルヒネ系製剤	モルヒネ塩酸塩水和物	モルヒネ塩酸塩®
抗腫瘍薬	アルキル化剤	シクロホスファミド水和物	エンドキサン®
	ビンカアルカロイド系	ビンクリスチン硫酸塩	オンコビン®

● 循環血液量（細胞外液量）の減少：浸透圧利尿，塩類喪失型腎炎，副腎不全，嘔吐，下痢，瘻孔，胃液の吸引，過剰な発汗，囊胞性線維症，熱傷，創傷からのドレナージなど．
● 循環血液量（細胞外液量）の増加：心不全，肝不全，ネフローゼ症候群，過剰な低張液の使用，高アルドステロン症など．

❓ 病態生理：いったい何が起こっているのか？

● Na の喪失・摂取不足あるいは，水分の過剰摂取により，低 Na
血症となる．そのため，体液が浸透圧によって，細胞外から細胞
内へ移動し，細胞は溢水状態となり，血管では，水分が不足し，
体液量の減少が生ずる（**図 4，5**）．

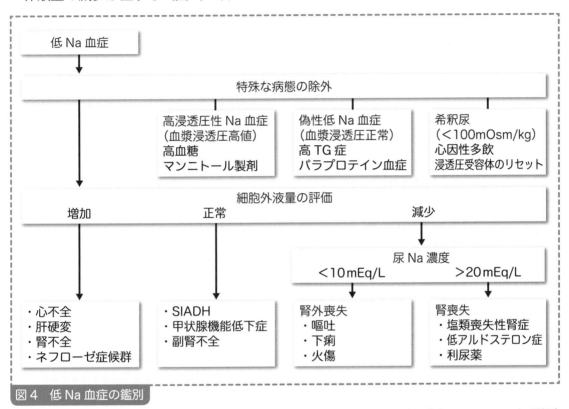

図 4　低 Na 血症の鑑別

（藤田芳郎，他編：研修医のための輸液・水電解質・酸塩基平衡．中外医学社，東京，p.156，2015 より引用）

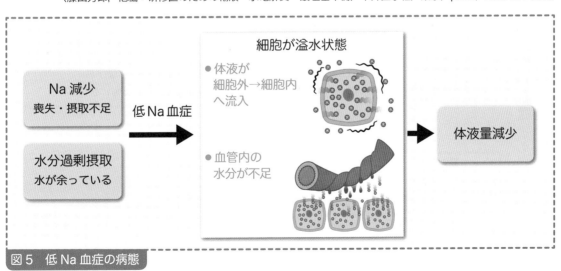

図 5　低 Na 血症の病態

治療法（図 6）

●低体液量の軽度低 Na 血症：体液量を回復させるための生理食塩液などの等張液の輸液，高濃度の Na・たんぱく質を含む食品を摂取する.

●高体液量または等体液量の軽度低 Na 血症：水分の摂取制限，Na を含む食品を摂取する.

●浮腫やうっ血性心不全と中枢神経症状がともにみられる場合：利尿薬（フロセミド：ラシックス®）を適宜使用しながら，高張食塩液（1 〜 3%）を投与する.

●重篤な低 Na 血症の治療：3% ないし 5% 生理食塩液のような高張性輸液を，溢水に注意しながらゆっくりと少量ずつ行う. 基本的に，高体液量状態の患者に高張な生理食塩液を投与すべきではないが, 重篤な症状を呈する低 Na 血症では, 例外的に慎重に行う.

●意識障害や呼吸障害，けいれんなどの中枢神経症状がみられる場合には，目標血清 Na120mEq/L/ 時で補正し，その後は緩やかに補正して， 1 日では 9mEq/L 以下とする.

> **橋中心髄鞘崩壊症（CPM）**
> Na の補正速度が速すぎると CPM と呼ばれる脳幹障害が起こり，数日後に再度意識障害が出現することがある.

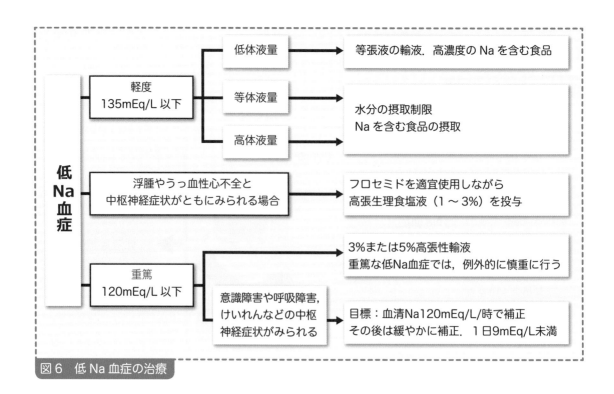

図 6　低 Na 血症の治療

管理上注意すべきこと

●各種モニタリング：治療に対する患者の反応（症状・徴候）

- ☑ 溢水状態
- ☑ 神経症状
- ☑ 血清 Na 濃度
- ☑ 毎日の水分バランス・体重など

> 等張性（細胞外液量と細胞内液量が均等）低 Na 血症の原因は？
> グルココルチコイドの欠乏，甲状腺機能低下症，腎不全，抗利尿ホルモン分泌不適合症候群（SIADH）など.

advance

Na 欠乏量の推定式（血清 Na 濃度からの推定）と補液

推定式

● Na 欠乏量（mEq/L）＝現在の体重（kg）×0.6×（140−現在の血清 Na 濃度）

（基準値：血清 Na 濃度 140mEq/L, 水分量は体重の 60%）

補　液

●維持量＋欠乏量＋安全係数（1/2 ～ 1/3）を生理食塩液を用いて数日間かけて**ゆっくり**投与する.

●急速な補正は，橋中心髄鞘崩壊症（CPM）の危険性があるため，血清 Na 濃度の上昇速度は，1 ～ 2 mEq/L, 9 mEq/L/ 日未満とする.

抗利尿ホルモン分泌不適合症候群（SIADH）とは？

SIADH とは，抗利尿ホルモン（ADH）の過度の分泌を引き起こし，体液と電解質に異常をきたす疾患群である．ADH の分泌により，水の貯留と Na の排泄が起こる．そのため，循環血液量増加と等張性低Ｎa血症が起こる．

疑うべき症状・徴候

視　　診：筋けいれん，振戦

問　　診：悪心・嘔吐，食欲不振，腹部疝痛

その他：衰弱，昏迷，昏睡，嗜眠，発作など

診断のための必須検査と成績

● 血清 Na 135mEq/L 以下

● Hct・血清蛋白の上昇

● 血清浸透圧 280mOsm/kg 以下

● 尿比重：正常値以上

● 尿中 Na 20mEq/L（mmol/L）以上

原因と病態生理

？ 原　因

● 癌，中枢神経系疾患，呼吸器疾患，ある種の薬物の使用（経口抗生物質，化学療法，抗精神病薬：バルビツール，利尿薬，合成ホルモン）など．

？ 病態生理：いったい何が起こっているのか？

● SIADH は，何らかの原因により，抗利尿ホルモン（ADH）の過度の分泌が起こり，体液と電解質に異常をきたす状態である（図 7）．

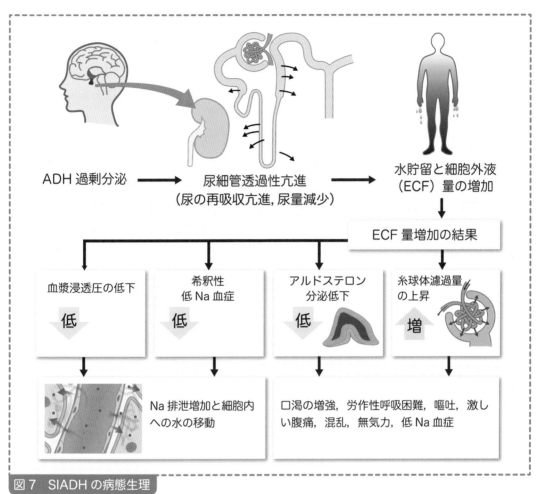

ADH 過剰分泌 ➡ 尿細管透過性亢進
（尿の再吸収亢進, 尿量減少） ➡ 水貯留と細胞外液
（ECF）量の増加

ECF 量増加の結果

| 血漿浸透圧の低下 | 希釈性
低 Na 血症 | アルドステロン
分泌低下 | 糸球体濾過量
の上昇 |

低　　　低　　　低　　　増

Na 排泄増加と細胞内
への水の移動

口渇の増強, 労作性呼吸困難, 嘔吐, 激し
い腹痛, 混乱, 無気力, 低 Na 血症

図7　SIADH の病態生理

治療法

●デメチルクロルテトラサイクリン（レダマイシン®：1 日 600 〜 1200mg, 適応外）の
投与：腎の ADH 反応を阻害する.
●ループ利尿薬（ラシックス®）：心不全を予防する.
●高張食塩液：不足している Na を補充する.

管理上注意すべきこと

●水分摂取を 1 日 500 〜 1,000mL に制限する.
●頭部を挙上し静脈環流量を増加させ, ADH 分泌刺激を低下させる.
●血清 Na を測定し, 生理食塩液の注入速度を調整する.
● SIADH の原因疾患を治療する.

血漿浸透圧（osmotic pressure）

● 血管内の細胞外液量は，血漿浸透圧と膠質浸透圧によって維持されている．この血漿浸透圧は，電解質のなかで最も濃度の高い Na で維持され，膠質浸透圧はおもにアルブミンによって維持されている．

● 血漿浸透圧は，280〜290mOsm/kgH₂O に厳密に調節されているが，主として Na などの電解質，ブドウ糖，尿素窒素で規定されている．

血漿浸透圧＝ Na（mEq/L）×2＋ブドウ糖（mg/dL）÷18＋尿素窒素（mg/dL）÷2.8

● 血漿浸透圧は，Na 濃度に大きく影響されるため，血清 Na 濃度に異常があるときの鑑別に用いられる．

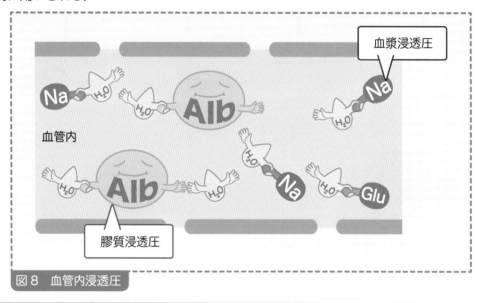

図8　血管内浸透圧

血漿浸透圧異常をきたす病態

高浸透圧	高 Na 血症	あり	水欠乏（脱水，中枢性高 Na 血症） 高張食塩液投与：Na 過剰
		なし	高血糖，高窒素血症，高乳酸血症
低浸透圧	低 Na 血症	あり	水過剰(SIADH，重症浮腫，副腎不全，甲状腺機能低下症)，Na 欠乏，利尿薬，浸透圧利尿，Na 摂取不足

クロール（chloride：Cl）の異常は？

- 基準値：98 〜 108 mEq/L
- クロール（塩化物イオン）は，Na とともに細胞外液中に存在し，血漿総陰イオンの約70% を占めている．
- 重炭酸イオン（HCO_3^-）などの他の陰イオンとは逆向きに変動し，細胞外液の総陰イオン濃度を一定に保っている．
- Cl は，水分平衡や浸透圧の調節，酸塩基平衡の調節などに関わっている．
- Na 代謝異常や酸塩基平衡異常の場合には，測定が必要である．

高値
（高 Cl 血症）

- 高Na血症に伴う高Cl血症
- 血清 HCO_3^- 低下に伴う高 Cl 血症
  （アニオンギャップ正常の代謝性アシドーシス，高度な下痢）
- Cl 単独投与

など

血清 Cl 基準値：98 〜 108 mEq/L

低値
（低 Cl 血症）

- 低 Na 血症に伴う低 Cl 血症，
- 血清陰イオン増加に伴う低 Cl 血症
  （アニオンギャップが増加する代謝性アシドーシス：糖尿病性ケトアシドーシス，尿毒症など）
- 血清 HCO_3^- 増加に伴う低 Cl 血症 （代謝性アルカローシスなど）

図 9　高 Cl 血症と低 Cl 血症

③高カリウム（K）血症

血清 K 5.0mEq/L 以上

●最も危険な電解質異常であり，わずかな上昇であっても神経・筋肉・心臓に悪影響をもたらす．

疑うべき症状と徴候

問　　診：下痢，嘔気，過敏性
検査所見：心拍数の低下，低血圧，不整脈
そ の 他：腹部のけいれん，筋の脱力（特に下肢），異常感覚…など

診断のための必須検査と成績

●血清 K 5.0mEq/L 以上
●動脈血 pH の低下：アシドーシス
●心電図の変化：特に T 波の増高，テント状 T 波および P 波の平坦化，PR 間隔の延長，QRS 幅の拡大，ST の低下（血清 K 値による心電図変化）を**図 10** に示す．

原因と病態生理

❓ 原　因

●K の過剰摂取：食事性 K の過剰摂取，塩分を含む食品や K を含むサプリメントの過剰摂取，大量の輸血，薬物の使用（**表 2**）．
●K の排泄低下：急性腎障害（急性腎不全），慢性腎不全，アジソン病，低アルドステロン症．
●細胞内からの K の遊離・放出：熱傷，重症感染症，外傷，血管内溶血，代謝性アシドーシス，インスリン欠乏．

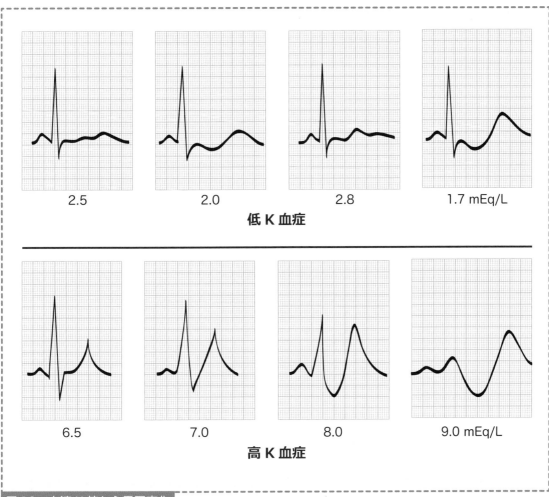

図10　血清 K 値と心電図変化

表2　高カリウム（K）を引き起こす薬剤	
ACE 阻害薬	
アンジオテンシンⅡ受容体拮抗薬（ARB）	
抗生物質	
β遮断薬	
非ステロイド性抗炎症薬（NSAIDs）	
過剰なカリウム製剤	
抗アルドステロン性利尿・降圧剤	スピロノラクトン (アルダクトン®A)
選択的アルドステロンブロッカー	エプレレノン (セセラ ®)
化学療法薬	

？ 病態生理：いったい何が起こっているのか？

● K の過剰摂取または K の排泄低下によって，K が細胞外液に移動
する．細胞外 K が上昇すると，神経・筋症状，心症状が出現する（図
11）．

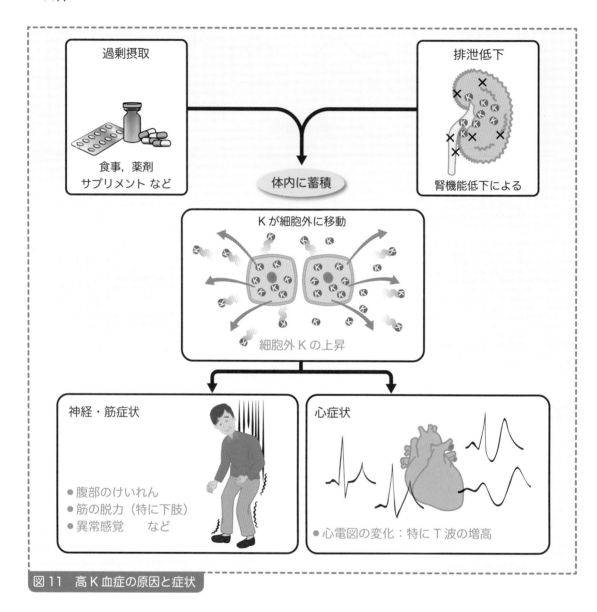

過剰摂取
食事，薬剤
サプリメント など

排泄低下
腎機能低下による

体内に蓄積

K が細胞外に移動
細胞外 K の上昇

神経・筋症状
● 腹部のけいれん
● 筋の脱力（特に下肢）
● 異常感覚　　など

心症状
● 心電図の変化：特に T 波の増高

図 11　高 K 血症の原因と症状

治療法

一般的治療

● K摂取を制限し，原因になると思われる薬剤（ACE阻害薬やARB, NSAIDs）の中止もしくは，投与量の再調整を行う．

薬物治療（表3）

1）心筋細胞膜の安定化

[処方例]

● 10%グルコン酸カルシウム水和物（カルチコール®）を10〜20mLを5分間かけて静注（心電図モニターが必要）する．効果発現に数分かかり，持続時間は30分〜2時間である．

2）Kの細胞内への移動

[処方例]

● 7%重炭酸ナトリウム液静注：メイロン®40mLを5分間かけて静注する．効果発現には10分かかり，持続時間は2時間である．

● グルコース・インスリン療法：10%ブドウ糖液500mL+速効性（レギュラー）インスリン5〜10単位を60分以上かけて点滴静注する．効果発現には30〜60分かかり，持続時間は4〜6時間である．

● β_2受容体刺激薬吸入：サルブタモール硫酸塩（ベネトリン®，サルタノール®，アイロミール®）10〜20mgを吸入させる．効果発現には30分かかり，持続時間は4時間である．救急室で手に入るなら，ただちに行う．

3）Kの除去

[処方例]

● ループ利尿薬（フロセミド®）：軽度の高K血症で腎不全がない場合には，40〜60mgを静脈内投与する．

● 陽イオン交換樹脂：緊急時には，ポリスチレンスルホン酸ナトリウム（ケイキサレート®），ポリスチレンスルホン酸カルシウム（カリメート®，アーガメイト®）30〜60g＋微温湯または，2%メチルセルロース液（または，5%ブドウ糖溶液）100

〜 200mL で注腸する（D- ソルビトール® は，腸管穿孔の危険性があり用いない）．効果発現には 30 分かかり，持続時間は4 〜 6 時間である．保存期には，ケイキサレート® 30g/ 日か，カリメート® 15 〜 30g/ 日，アーガメイト® 75 〜 150g/ 日，ロケルマ® 5 〜 15g/ 日を経口投与する．

●透析療法（血液透析）：準備に時間がかかるので，必ずしも第一選択にはならない．

表3　高K血症の治療

目的：心筋細胞膜の安定化

処方例	投与の実際	効果および持続時間
10% グルコン酸カルシウム水和物静注	10 〜 20mL を 5 分間かけて静注（心電図モニターが必要）	効果発現まで数分 持続時間 30 分〜 2 時間

目的：Kの細胞内への移動

処方例	投与の実際	効果および持続時間
①7% 重炭酸ナトリウム液静注	メイロン® 40mL を 5 分間かけて静注	効果発現まで 10 分 持続時間 2 時間
②グルコース・インスリン療法	10% ブドウ糖液 500mL+ 速効性（レギュラー）インスリン 5 〜 10 単位 60 分以上かけて点滴静注	効果発現まで 30 〜 60 分 持続時間は 4 〜 6 時間
③β_2 受容体刺激薬吸入：サルブタモール硫酸塩	ベネトリン®，サルタノール®，アイロミール® 10 〜 20mg を吸入	効果発現まで 30 分 持続時間は 4 時間 救急室で手に入るならただちに行う

目的：Kの除去

処方例	投与の実際	効果および持続時間
①ループ利尿薬	（フロセミド®）軽度の高 K 血症で腎不全がない場合には，40 〜 60mg を静脈内投与	
②陽イオン交換樹脂	【緊急時】 ポリスチレンスルホン酸ナトリウム（ケイキサレート®），ポリスチレンスルホン酸カルシウム（カリメート®，アーガメイト®）30 〜 60g＋微温湯 　　　または①②どちらか 　　　①2% メチルセルロース液 　　　②5% ブドウ糖溶液 100 〜 200mL で注腸 （D- ソルビトール® は，腸管穿孔の危性があり用いない）	効果発現まで 30 分 持続時間は 4 〜 6 時間 保存期には， ケイキサレート® 30g/ 日か，カリメート® 15 〜 30g/ 日，アーガメイト® 75 〜 150g/ 日，ロケルマ® 5 〜 15g/ 日を経口投与する．
③透析療法（血液透析）	準備に時間がかかるので，必ずしも第一選択にはならない	

管理上注意すべきこと

●各種モニタリング

- ☑ 血清K
- ☑ グルコース
- ☑ 水分バランス
- ☑ 心電図

●透析療法の準備：治療に反応しない場合に備える.

●Kを多く含む食品（生野菜・新鮮な果物など：じゃがいも，里いも，干しゼンマイ，乾燥大豆，アボカド，バナナなど）を避ける.

④低カリウム（K）血症

血清 K 3.5mEq/L 以下

疑うべき症状と徴候

問　　診：食欲不振，便秘，筋肉痛，悪心・嘔吐，起立性低血圧，
　　　　　異常感覚，多尿
検査所見：微弱で不整な脈拍
その他：腱反射の低下，筋けいれん・脱力…など

診断のための必須検査と成績

●血清 K 3.5mEq/L 以下
●動脈血ガス（ABG）分析：pH と重炭酸イオンの上昇
●血清グルコースの軽度上昇
●心電図の変化：T 波の平坦化，ST の低下，特徴的な U 波

原因と病態生理

？ 原　因

●不適切な K 摂取：K の豊富な食べ物の消化低下・不足，K 欠如の
補液の使用など.
●過剰な K 排泄：重篤な消化管からの喪失（胃液や腸液の吸引・洗浄,
遷延する嘔吐，下痢），激しい発汗，過剰な利尿（腎移植後，高
濃度尿中ブドウ糖），ある種の薬物使用（ファンギゾン®,ラシック
ス®,インスリンなど），尿細管性アシドーシス，マグネシウム
消失，クッシング症候群，ストレスなど.

？ 病態生理：いったい何が起こっているのか？

●K の摂取・吸収低下あるいは，喪失増加によって，K の細胞外
液から細胞内液への移動が起こる. 細胞内 K 濃度が上昇すると,
細胞の正常機能が障害され，筋肉・消化管・心臓の機能障害が生
じる（図 12）.

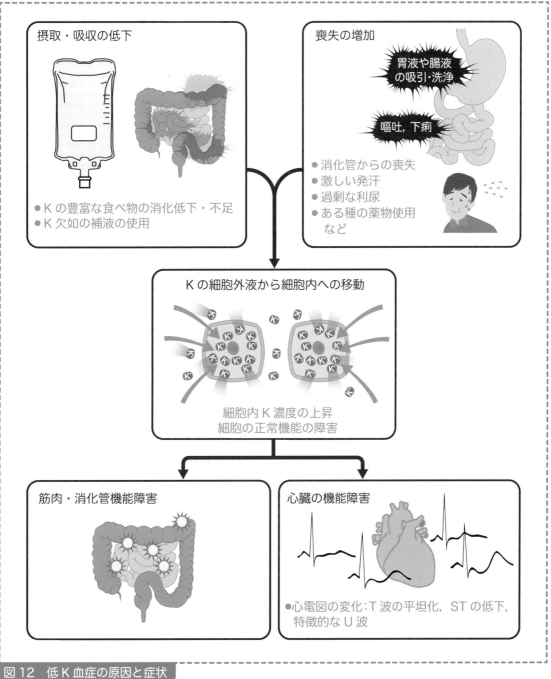

図12　低K血症の原因と症状

治療法（図 13）

一般的治療

- Kバランスの回復を図るため，原因を除去する．経口から高K食や必要量の塩化カリウム徐放剤（スローケー®，塩化カリウム徐放錠 600mg「St」）を補給する（カリウム徐放剤は，決してかみ砕かない）．ただし，経口カリウム補給時の胃部不快感の予防として，少なくとも 120mL の水あるいは，食事の摂取を行う．利尿薬が必要であれば，K保持性利尿薬（アルダクトン®A，セララ®）の使用を考慮する．

経口でのK摂取が不可能な場合や重篤な低K血症の治療

- 点滴速度が調整可能な利便性・安全性の高い輸液（インフュージョン）ポンプなどを使って，K（K.C.L®，KCL補正液，KCL注）の静脈内投与を行う（急速投与は致死的となる恐れがあるため，決してワンショットの静脈投与は行わない）．
- 点滴静注によるK補充の原則は，
    - ① 20mEq/L 以下のスピード
    - ② 40mEq/L 以下の濃度
    - ③ 40 〜 80mEq/L/ 日 程度である．
- K欠乏量（mEq/L）＝ 3 ×体重（kg）×（4.5mEq/L −現在の血清K濃度）で求められる．
- Kの末梢静脈内への投与は，強い痛みや不快感を与えるので，より中枢の静脈を選択する．

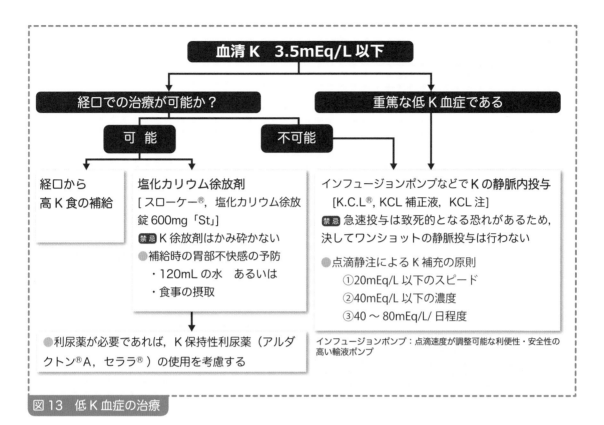

図13 低K血症の治療

管理上注意すべきこと

☑ 血圧
☑ 脈拍
☑ 呼吸状態
☑ 体温
☑ 意識レベル
☑ 尿量

●各種モニタリング：バイタルサインなどをチェックする．

●呼吸筋を弱めたり麻痺させる危険性があるため，手動の人工呼吸
装置をベッドサイドにあらかじめ備えておく．

●血清K値が3.0mEq/L以下あるいは，Kの静脈内投与速度が
5mEq/L/時を超える場合には，脈拍数やリズムをモニターする．

⑤高カルシウム（Ca）血症

血清総 Ca 10.5mg/dL 以上
血清イオン化 Ca 5.2mg/dL 以上

疑うべき症状と徴候

問　　診：腹痛および便秘，食欲不振，嘔気・嘔吐，骨痛
検査所見：高血圧
そ の 他：行動異常（錯乱を含む），傾眠から昏睡へ進行しうる
　　　　　意識レベルの低下，異常な口渇および多尿，深部腱反
　　　　　射の低下，筋力の脱力…など

診断のための必須検査と成績

● 血清総 Ca 10.5mg/dL 以上
● 血清イオン化 Ca 5.2mg/dL 以上
● 心電図変化：QT 間隔の短縮，ST の短縮
● X 線所見：病的骨折

原因と病態生理

❓ 原　因

● 骨からの Ca 再吸収亢進：副甲状腺機能亢進症，癌など．
● Ca 吸収亢進もしくは Ca 排泄低下：甲状腺機能亢進症，多発性
　骨折，長期臥床，低リン血症，アシドーシス，ある種の薬剤の使
　用（Ca 含有製剤，炭酸リチウム，サイアザイド系利尿薬）など．

❓ 病態生理：いったい何が起こっているのか？

● 骨からの Ca 再吸収亢進によって，Ca の細胞外液への流入率が増
　加する．Ca の細胞外液への移動 (腎臓からの Ca 排泄を上回る)

は，過剰な Ca の細胞内への流入を引き起こす．細胞内 Ca の過剰は，細胞膜の感受性を低下させる．細胞膜感受性の低下が骨格筋・心筋・神経系に影響を及ぼし，全身倦怠感，錯乱，意識レベルの低下などを起こす（**図 14**）．

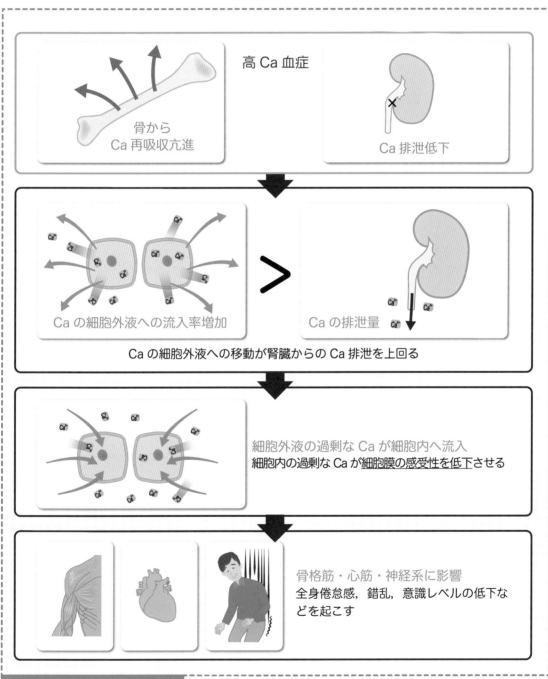

図 14 高 Ca 血症の原因と症状

治療法（図 15）

● 食事からの Ca 摂取を制限し，Ca 含有薬剤・点滴を中止する.

● 生理食塩液の点滴や，フロセミド（ラシックス®）のようなループ利尿薬の投与により，利尿と尿への Ca の排泄を図る. ただし，サイアザイド系利尿薬は，Ca 排泄を阻害しうるため，高 Ca 血症では投与してはならない.

● 副腎皮質ステロイド（コルチコステロイド）投与により，骨吸収や消化管からの Ca の吸収を抑制する.

● エチドロン酸二ナトリウム（ダイドロネル®）により，骨での骨破壊を抑制する. 癌による高 Ca 血症であれば，プリカマイシン（抗悪性腫瘍薬：抗生物質）を投与する.

● 高 Ca 血症クリーゼ（危機的状態）では，脱水症状が必発であり，大量の補液を必要とする. 癌による高 Ca 血症クリーゼであれば，ビスホスホネート（ダイドロネル®，フォサマック®，ボナロン® など）が著効する. ただし腎不全では，ビスホスホネートが体内に蓄積するので注意を要する.

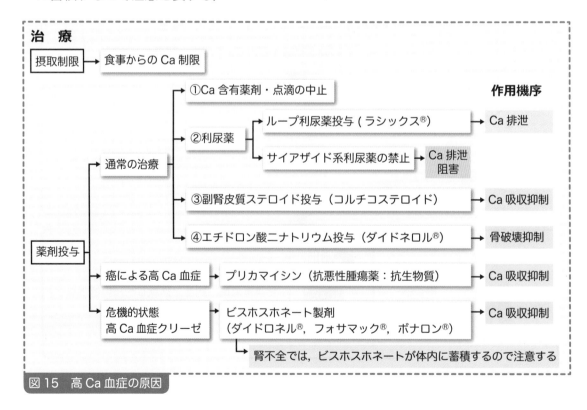

図 15　高 Ca 血症の原因

管理上注意すべきこと

●心電図：不整脈の有無と経過を観察する.

●尿検査：腎結石（Ca 結石）の徴候・症状を観察し，必要があれば，尿沈渣鏡検と結石の成分分析を行う.

●ジギタリス製剤（強心配糖体）治療中であれば，ジギタリス中毒の症状・徴候（嘔吐，食欲不振，混乱，めまい，不整脈など）を確認する.

☑ 溢水状態
☑ 神経症状
☑ 血清 Na 濃度
☑ 毎日の水分バランス・体重など

⑥低カルシウム（Ca）血症

血清総 Ca 8.5mg/dL 以下

血清イオン化 Ca 4.7mg/dL 以下

疑うべき症状と徴候

問　　診：不安，下痢

検査所見：不整脈，低心拍

その他：錯乱，易刺激性，もろい爪，皮膚や毛髪の乾燥，ジギタ
リス製剤に対する反応性低下，深部腱反射の亢進，足・指・
顔面（特に口の周り）の感覚異常，咽頭および腹部の筋
肉のぴくつき，筋けいれん，トルソー徴候またはクボス
ティック徴候など

MEMO

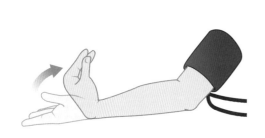

トルソー（Trousseau）徴候
上腕に血圧計のカフを巻き，2〜3分間締め
付けることで，指が過伸展して，また中指関
節の屈曲を伴うけいれんが起こる反応（いわ
ゆる"助産師の手"，"産科医の手"）．

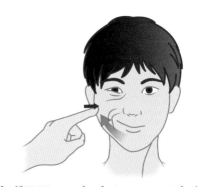

クボスティック（Chovostek）徴候
頬骨の下の顔面神経を叩くことで，顔面筋が
収縮する反応．

診断のための必須検査と成績

●血清総 Ca 8.5mg/dL 以下

●血清イオン化 Ca 4.7mg/dL 以下

●心電図所見：QT 間隔延長，ST 延長

原因と病態生理

❓ 原　因

● 不十分な Ca 摂取：慢性アルコール中毒，母乳栄養（母親の食事からの摂取不十分な場合），不十分な日光曝露など．

● Ca 吸収不全：重篤な下痢，ビタミン D 不足，下剤の乱用，腸管内の高 P 濃度，吸収不全症候群，胃酸の低下など．

● Ca 喪失の亢進：膵機能不全（急性膵炎，慢性膵炎），甲状腺または副甲状腺の手術，副甲状腺機能低下症または，その他の副甲状腺疾患など．

● その他：重篤な熱傷および感染，アルカローシス，低アルブミン血症，大量の輸血，高 P 血症など．

❓ 病態生理：いったい何が起こっているのか？

● Ca やビタミン D の摂取もしくは吸収低下，または Ca 排泄の亢進→副甲状腺からの副甲状腺ホルモン（PTH）の放出→ PTH は骨から Ca を溶出させ，腎臓での再吸収や腸管からの Ca 吸収を促す→ Ca 欠乏の進行により PTH の代償機構が効かなくなる→細胞骨格・機能の維持不全→神経・筋症状や心臓症状が出現し，意識レベルが低下する（**図 16**）．

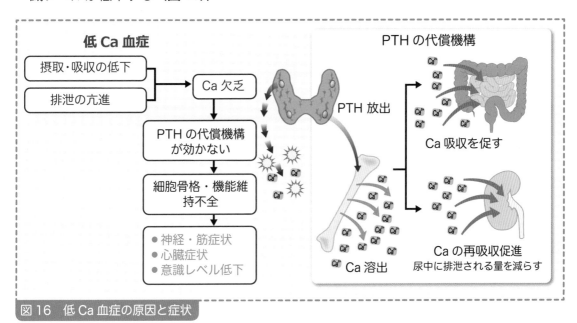

図 16　低 Ca 血症の原因と症状

治療法（図17）

- ⬤ Ca やビタミン D，たんぱく質の豊富な食事を摂取する．
- ⬤ 急性低 Ca 血症：グルコン酸 Ca（カルチコール® 10 ～ 20mL を 10 ～ 15 分間かけて静注する．その後，必要なときはカルチコール® 50 ～ 100mL を電解質液に溶解し点滴静注する），もしくは 塩化 Ca を 1 日 1 回 0.4 ～ 1g，2% 溶液として緩徐に静注する．ただし，失神や低血圧，不整脈を起こす可能性があるため，急速に静注してはならない．

管理上注意すべきこと

- ⬤ 臨床的には，トルソー徴候とクボスティック徴候を確認する（68 頁参照）．
- ⬤ 喉頭けいれんを考えて，気管切開用のトレイと蘇生用のバッグを近くに用意する．
- ⬤ 心電図モニタリング：ジギタリス製剤が投与されていれば，心拍数と不整脈の変化を観察する．
- ⬤ 注射液が皮下に漏れると，組織が壊死・脱落する可能性があるので，静注部位を頻回に確認し，注入ポンプを用いて Ca を投与する．

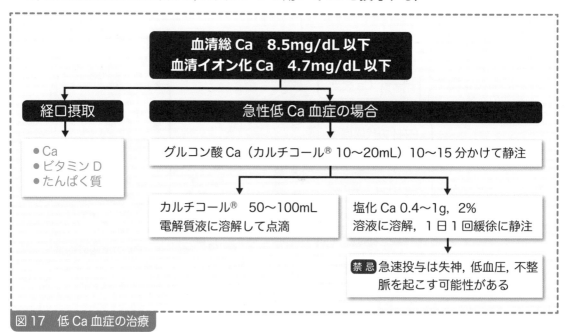

図 17　低 Ca 血症の治療

⑦高リン（P）血症

血清総 P 5.0mg/dL 以上

疑うべき症状と徴候

視　　診：結膜炎，丘疹様発疹，乾燥しかゆみのある皮膚
問　　診：食欲不振，嘔気・嘔吐
検査所見：不整脈，視力障害
そ の 他：精神状態の障害および発作，腱反射亢進，筋力低下，け
　　　　　　いれん，異常感覚（特に，指先や口の周り），テタニー，
　　　　　　トルソー徴候，クボスティック徴候…など

診断のための必須検査と成績

- 血清 P 5.0mg/dL 以上（P と Ca は，相反関係にある）
- 血清 Ca 8.5mg/dL 以下
- SUN，血清クレアチニンの上昇：腎機能低下
- 心電図所見：CT 間隔の延長，ST 延長
- X 線所見：慢性高 P 血症での骨形成異常による骨格の変化

原因と病態生理

原　因

- P 排泄障害：副甲状腺機能低下症，腎不全（糸球体濾過量 GFR
  30mL/ 分以下）など.
- P の細胞外液への移動：酸塩基平衡異常，化学療法，筋肉壊死，
  横紋筋融解症など.
- P 吸収の亢進：サプリメントの過剰摂取，P 含有の緩下剤または
  浣腸の過剰使用など.

❓ 病態生理：いったい何が起こっているのか？

● P やビタミン D 過剰摂取・腎機能障害（GFR 30mL/ 分以下）が
生じると腎臓から過剰の P を十分に濾過・排泄できない．P が細
胞内液から細胞外液へ移動し，血清 P 値の上昇すると，P が Ca
と結合し，不溶性混合物を産生する．その結果，不溶性混合物が
肺・心臓・腎臓・目・皮膚・軟部組織に沈着する（図 18）．

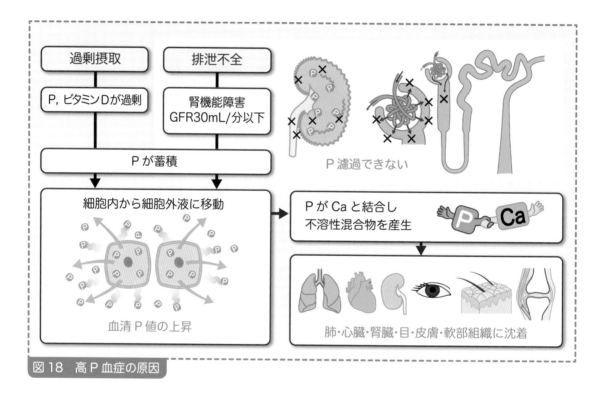

図 18　高 P 血症の原因

治療法（図 19）

● 高 P 血症の原因を取り除く．呼吸性アシドーシスや糖尿病性ケ
トアシドーシスを是正する．

● 食事や薬剤，サプリメントからの P の摂取を制限する．食事では，
たんぱく質の摂取制限（低たんぱく食）となる．

● 消化管からのリン吸収抑制薬（アルミゲル®）または，高 P 血症
治療薬（フォスブロック®, カルタン®，ホスレノール®，リオナ®
など）を投与する．その後, 活性型ビタミン D（アルファロール®,
ワンアルファ®，ロカルトロール®，オキサロール®など）を投与
する．アルミゲル®は，透析患者ではアルミニウム脳症・骨症，

貧血などをきたす危険性があり，投与禁忌である．

●重症高 P 血症で腎機能正常であれば，腎での P 排泄を促すため，
生理食塩液を点滴投与する．

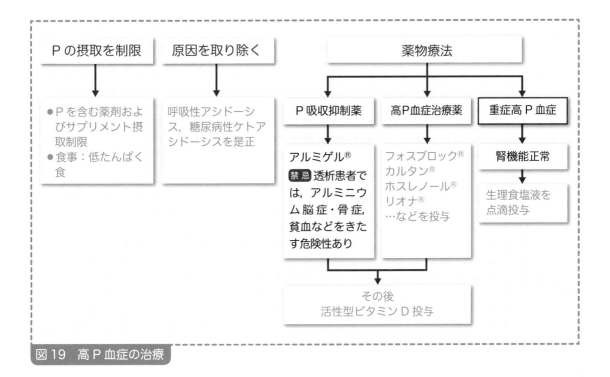

図 19　高 P 血症の治療

管理上注意すべきこと

●各種モニタリング

☑ 組織の石灰化による症状・徴候（不整脈，動悸，結膜炎）
☑ 神経症状
☑ 視力低下
☑ 尿量の低下
☑ 丘疹など
☑ 低 Ca 血症による症状・徴候（テタニー，トルソー徴候，クボスティック徴候）

●高 P 血症の原因が高度腎不全であれば，透析療法を準備する．

⑧低リン（P）血症

血清 P 2.5mg/dL 以下

疑うべき症状と徴候

問　　診：食欲不振，胸痛，筋肉痛，倦怠感
視　　診：紫斑および出血（特に，消化管出血）
検査所見：低血圧および低心拍出
その他：被刺激性，不安および錯乱，てんかん発作および昏睡，
　　　　筋力低下，骨軟化および骨痛，異常感覚，呼吸不全
　　　　…など

診断のための必須検査と成績

● 血清 P 2.5mg/dL 以下
● 横紋筋融解症では，クレアチンキナーゼ（CK）値の高値

原因と病態生理

❓ 原　因

● P の細胞内液への移動：呼吸性アルカローシス，低栄養，高血糖，低体温など．
● P 吸収の低下：吸収不全症候群，飢餓，リン含有制酸薬の長期または過剰投与，不適切なビタミン D の摂取，下痢，下剤の乱用など．
● P の尿への排泄亢進：利尿薬の使用，副甲状腺機能亢進症，糖尿病性ケトアシドーシス，低 Ca 血症，アルコールの乱飲，広範な熱傷など．

❓ 病態生理：いったい何が起こっているのか？

● 小腸での吸収減少，腎での排泄増加，P の細胞外液から細胞内液への移動→血清 P 値の低下→ ATP の枯渇による細胞エネルギー貯蔵の減少→骨格筋・神経・心臓への影響が出現する（図20）．

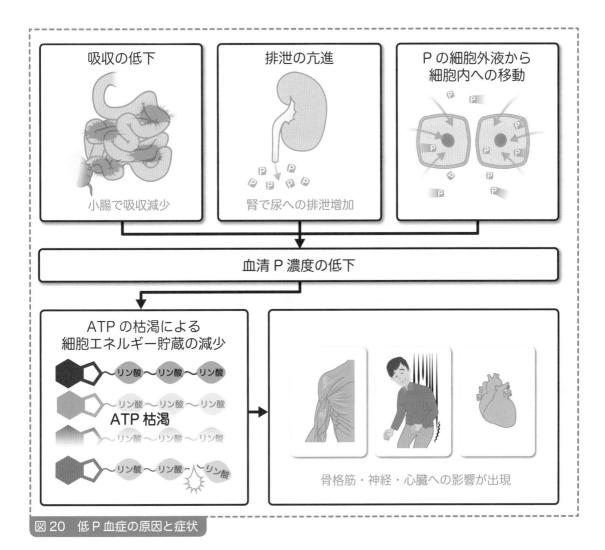

吸収の低下

小腸で吸収減少

排泄の亢進

腎で尿への排泄増加

**P の細胞外液から
細胞内への移動**

血清 P 濃度の低下

**ATP の枯渇による
細胞エネルギー貯蔵の減少**

リン酸 ～ リン酸 ～ リン酸

リン酸 ～ リン酸 ～ リン酸

ATP 枯渇

～ リン酸 ～ リン酸 ～ リン酸

リン酸 ～ リン酸 ～ リン酸

骨格筋・神経・心臓への影響が出現

図 20　低 P 血症の原因と症状

advance

CKD-MBD とは？ (CKD-MBD:chronic kidney disease-mineral bone disorder)

● これまで腎性骨異栄養症（ROD）として扱われてきた疾患が,「慢性腎臓病に伴う骨ミネラル代謝異常（CKD-MBD）」という全身性疾患概念として用いられている．その管理も生命予後をアウトカムとして行われている．CKD-MBD は，以下の３つの異常の組み合わせによって構成されている（2017 KDIGO Clinical Practice Guideline）.

　　① CA，P，PTH などの検査異常

　　②骨の異常

　　③血管の石灰化

治療法（図21）

●軽度：高P食の摂取.

●中等度：高P食が摂取できないときは，リン酸塩製剤（ホスリボン®配合顆粒，1日20〜40mg/kg，数回分服，1日300mgまで）を経口投与する. ただし，腎不全・リン酸腎症に十分注意する.

●重症：リン酸Kかリン酸Naを静脈内投与する. ただし，リン酸Kは，ゆっくりと投与する（10mEq/時以上速くしない）. 速すぎると，高K血症や低Ca血症を合併する危険性があげられている.

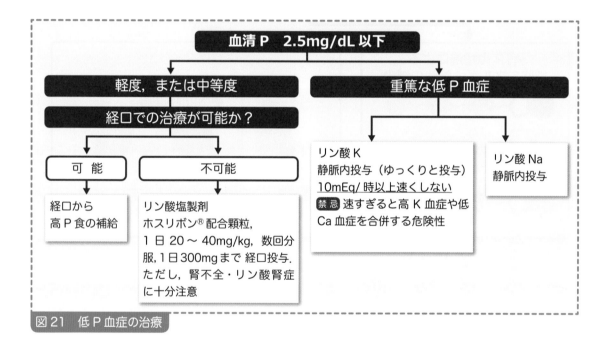

図21 低P血症の治療

管理上注意すべきこと

●患者の薬歴を調べ薬剤の中止・減量・他剤への変更を検討する.

●各種モニタリング

　　☑ 動脈血ガス（ABG）分析
　　☑ パルスオキシメトリー
　　☑ 心臓・神経所見を観察…など

⑨高マグネシウム（Mg）血症

血清 Mg 2.5mg/dL 以上

疑うべき症状と徴候

問　　診：嘔気・嘔吐
視　　診：皮膚の紅潮と熱感
検査所見：心ブロックや心停止に至る徐脈，低血圧
その他：傾眠から昏睡に進行する意識レベルの低下，筋・神経の
　　　　活動性低下，深部腱反射の低下，全身衰弱，呼吸の遅延・
　　　　停止…など

診断のための必須検査と成績

●血清 Mg 2.5mg/dL 以上
●血清 K 2.6mEq/L 以上
●動脈血ガス（ABG）分析：pH と重炭酸イオンの上昇
●心電図：PR 間隔の延長，ワイド（幅広い）QRS，T 波の上昇化

原因と病態生理

❓ 原　因

●不適切な Mg 排泄：腎不全，アジソン病（原発性副腎機能不全），
　高齢者，糖尿病性ケトアシドーシスなど．
● Mg の過剰摂取：ある種の薬剤（水酸化アルミニウム・水酸化マ
　グネシウム配合：マーロックス®，マグネシウムを含む緩下剤，
　マグネシウムサプリメント），高濃度 Mg の非経口栄養，Mg 塩
　の連続的投与（輸液）など．

? 病態生理：いったい何が起こっているのか？

● Mg の排泄低下あるいは過剰摂取→高 Mg 血症は，筋・神経接合部でのアセチルコリン放出を抑制する→低下したアセチルコリンは，神経・筋肉伝達と細胞興奮性を減弱させる→神経・筋肉および中枢神経系の減弱→意識・呼吸系障害→不整脈および心合併症を進展させる（図 22）．

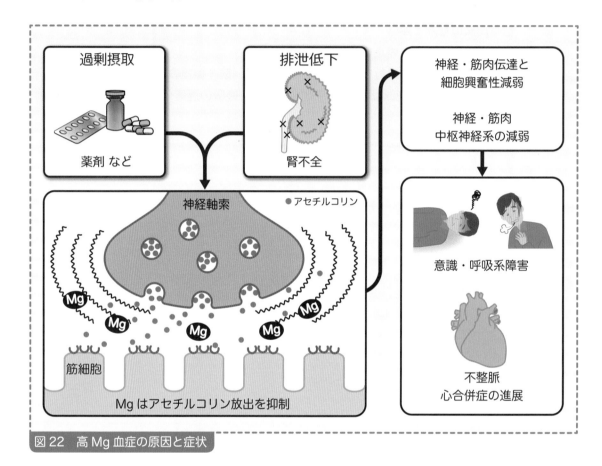

図 22　高 Mg 血症の原因と症状

治療法（図 23）

● 腎機能正常者：経口あるいは静注の補液により，過剰な Mg を体内から排泄する．補液のみで効果がみられない場合は，フロセミド（ラシックス®）といった Mg の排泄を促す利尿薬を投与する．
● 緊急を要する場合：グルコン酸カルシウム水和物（Mg 拮抗薬：カルチコール® 1 日 1 回 0.4 ～ 2.0g（Ca として 1.83 ～ 9.17mEq）を 0.68 ～ 1.36mEq/ 分で静注．この量を超えない）を投与する．

もし，低 Mg 血症による呼吸障害を認めたら，機械的呼吸補助を
行う．

●重症の腎機能障害者：Mg フリーの透析液を用いた血液透析を行う．

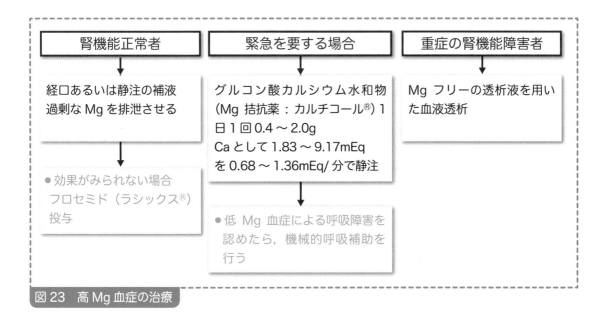

腎機能正常者	緊急を要する場合	重症の腎機能障害者
経口あるいは静注の補液 過剰な Mg を排泄させる	グルコン酸カルシウム水和物 （Mg 拮抗薬：カルチコール®）1 日 1 回 0.4 〜 2.0g Ca として 1.83 〜 9.17mEq を 0.68 〜 1.36mEq/ 分で静注	Mg フリーの透析液を用い た血液透析
●効果がみられない場合 フロセミド（ラシックス®） 投与	●低 Mg 血症による呼吸障害を 認めたら，機械的呼吸補助を 行う	

図 23　高 Mg 血症の治療

管理上注意すべきこと

●各種モニタリング

- ☑ 深部腱反射や筋力
- ☑ 皮膚の紅潮
- ☑ 発汗の程度を観察
- ☑ 呼吸状態を細かくモニター…など

● Mg を含む薬剤は避け，食事中の Mg 量も制限する．

●大量の補液をしている場合には，溢水に気をつける．

⑩低マグネシウム（Mg）血症

血清 Mg 1.8mg/dL 以下

疑うべき症状と徴候

問　　診：食欲不振

検査所見：不整脈，クボスティックおよびトルソー症候 (68 頁参照)，高血圧

その他：嚥下障害，異常な意識レベル（錯乱，幻視，けいれん），深部腱反射亢進，下肢・足のけいれん，筋力低下，筋攣縮，振戦，テタニー…など

診断のための必須検査と成績

●血清 Mg 1.8mg/dL 以下（この場合，血清アルブミン低下の可能性あり）

●血清 K・Ca の低下

●血清ジギタリス濃度の上昇

●心電図所見：PR 間隔の延長，ワイド QRS，QT 間隔の延長，ST 低下，T 波平坦化，早期 Q 波

原因と病態生理

？原　因

●不適切な Mg 摂取：慢性アルコール中毒，遷延する静脈内治療，完全静脈栄養高カロリー輸液（TPN）の使用または，Mg の欠乏した経腸輸液など．

●不適切な消化管からの Mg 吸収：低吸収症候群，脂肪便，潰瘍性大腸炎，クローン病，腸切除，癌，膵機能不全（急性膵炎，慢性膵炎），腸管での Ca・P 過剰摂取など．

●消化管からの Mg の過剰喪失：遷延する下痢，瘻孔，下剤の乱用，NG チューブからの吸引，急性膵炎など．

●尿路からの Mg の過剰喪失：原発性アルドステロン症，副甲状腺機能亢進症・低下症，糖尿病性ケトアシドーシス，ある種の薬剤（アミカシン硫酸塩®，ゲンタシン®，ファンギゾン®，ダイクロトライド®など），腎臓病（糸球体腎炎，腎盂腎炎，尿細管性アシドーシス）など．

病態生理：いったい何が起こっているのか？

● Mg 摂取や吸収の低下あるいは，Mg 喪失の増加→細胞外の低 Mg 補正のための細胞内から細胞外への Mg の移動→細胞内 Mg の枯渇→骨格筋の減弱，神経・筋肉の過剰反応性（**図 24**）．

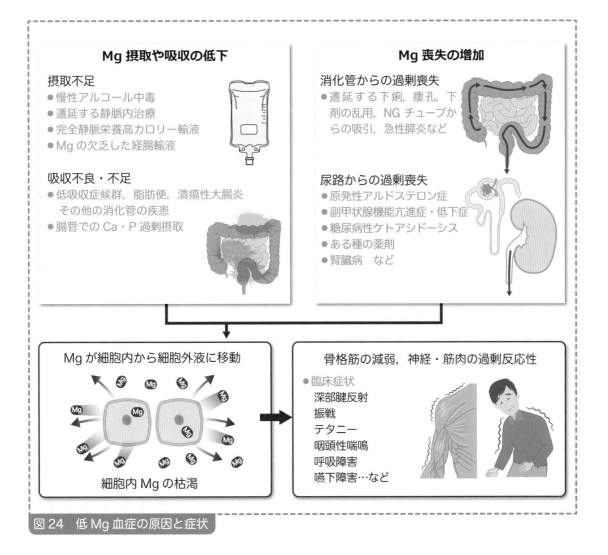

図 24 低 Mg 血症の原因と症状

治療法

●軽度：Mg が豊富な食品・サプリメント（アーモンド，魚介類，海藻類，豆類）を摂取する.

●重篤な場合：マグネゾール®（硫酸マグネシウム・ブドウ糖配合）を静脈注射する（保険適応外）. ただし，高 Mg 血症と Mg 中毒に注意する.

管理上注意すべきこと

●呼吸筋麻痺や心ブロック，昏睡をもたらすことがあるので，管理が重要である.

●各種モニタリング

☑ 低 Mg 血症でみられる臨床症状

深部腱反射	振戦
テタニー	咽頭性喘鳴
呼吸障害	嚥下障害　…など

☑ 腎機能や尿量

☑ 血液電解質

☑ ジギタリス濃度濃度（ジゴキシンなどの服用者）

MEMO

亜鉛（Zn）とは？

●Zn は必須微量元素であり，血清中濃度の基準値は 80 〜 130 μg/dL である. Zn は多種の Zn 含有酵素の構成成分として，核酸・たんぱく合成や免疫機能に関わっている.

●血清 Zn 欠乏は，肝不全，利尿薬投与，糖尿病，慢性腎不全，長期の高カロリー輸液，吸収不良などで生じる. 血清 Zn の上昇は，溶血性貧血や甲状腺機能亢進症などでみられる. 血清 Zn 欠乏の症状として，味覚・嗅覚障害，皮疹，脱毛，下痢・嘔吐，創傷治癒の遅延，成長障害などがみられる. 血清 Zn 欠乏症には，酢酸亜鉛水和物（ノベルジン®）50 〜 150mg/ 日を経口投与する.

Ⅲ. 酸塩基平衡異常

1 酸塩基平衡とは？

> **POINT**
>
> ●酸塩基平衡は，生命維持に必須である
> ●アシデミアとアシドーシスの違い
> ●アルカレミアとアルカローシスの違い
> ●代謝性と呼吸性

●体内の酸塩基平衡（acid base balance）は，生命を維持するうえで重要な化学反応である.

●体液中の電解質組成は，**図1**のようになっている.

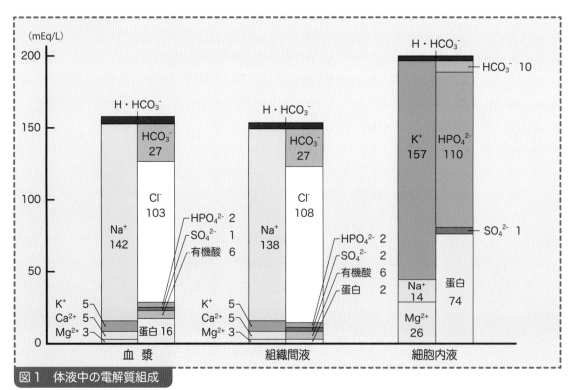

図1　体液中の電解質組成

（奈良信雄，他編：最新臨床検査医学講座　臨床医学総論／臨床検査医学総論. 医歯薬出版，東京，p.385, 2015 より引用）

●酸とは，pH（potential of hydrogen）が 7.0 以下のときに水素イオンを放出する分子であり，塩基とは，pH が 7.0 以上のとき水素イオンと結合する分子である．

●酸塩基平衡を評価するためには，血液の pH を知る必要がある．

●正常では動脈血 pH は 7.35 ～ 7.45 で，弱アルカリ性になっている．

● pH7.35 未満は，異常な酸性状態（アシデミア acidemia：酸血症）であり，pH7.45 以上は，異常なアルカリ性状態（アルカレミア alkalemia：アルカリ血症）である（図 2）.

> 酸塩基平衡の調節機構と pH を規定する重炭酸 - 炭酸緩衝系 Henderson-Hasselbach の式
> $pH = pK + \log HCO_3^- / H_2CO_3$
> （pK=6.1）

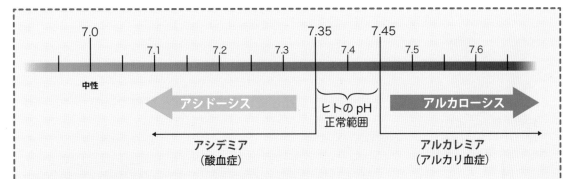

■ヒトの体は，ややアルカリ性に傾いている．

- ●pH < 7.35　　　アシデミア (酸血症)
- ●pH > 7.45　　　アルカレミア (アルカリ血症)
- ●アシドーシス　　pH を酸性方向に変化させようとする反応
- ●アルカローシス　pH をアルカリ性方向に変化させようとする反応

■動脈血の血液ガスの正常値

pH	7.35～7.45
pCO_2	40～45mmHg
HCO_3^-	24～26mEq/L　（静脈血でも 1～2mEq/L しか違わない）

■体の pH を規定するのは，肺と腎臓からの H^+ の排泄であるから，アシドーシスとアルカローシス の原因は , 呼吸性 (肺) と代謝性 (腎臓) とが各々ある .

- ●代謝性アシドーシス
- ●代謝性アルカローシス
- ●呼吸性アシドーシス
- ●呼吸性アルカローシス

図 2　酸塩基平衡異常とその種類

● pHが上昇したり低下したりするとき，酸塩基平衡を維持するため以下の3つの経路が関与する．

①化学的緩衝剤が過剰な酸，あるいは塩基とただちに結合し，有害な効果を中和する．

②数分でpHが変化する場合は，呼吸器系を低換気状態にしたり過換気状態にすることにより，酸の排泄や維持を調節する．

③酸塩基平衡を数時間や数日で正常な状態に戻す場合には，腎臓で酸を排泄したり再吸収したりする（図3）．

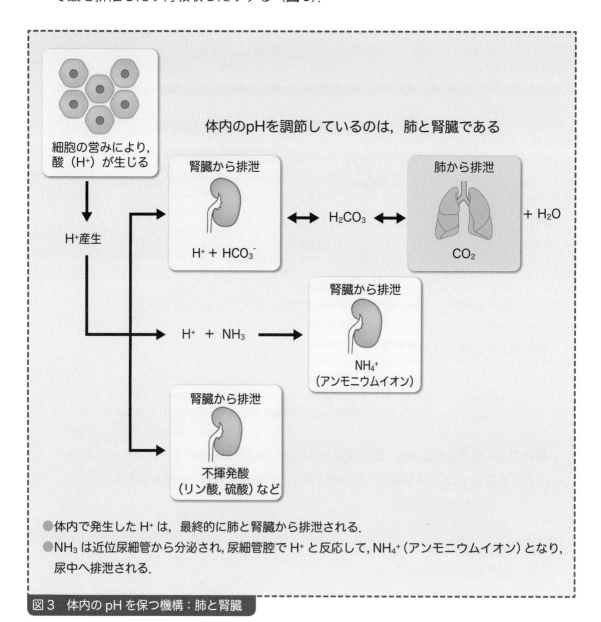

図3　体内のpHを保つ機構：肺と腎臓

2 動脈血ガス（ABG）分析で わかることは？

POINT

- ●動脈血ガス（ABG）分析の意義
- ● ABG 分析値の読み方：Step1 ～ 4

正確な動脈血ガス（ABG）分析の実施

●まず一番大切なことは，ABG を正確に実施することである．

①注射器内に静脈血を混入させない：二酸化炭素や酸素分圧，pH の値に影響を与える．
②注射器内に気泡を入れない：酸素濃度に影響を与える．
③吸引や呼吸処置をした場合には，検体採取まで 15 ～ 20 分以上あける．
④検体は速やかに検査室へ送り測定する．あるいは，救急外来でただちに測定する．

●適正な採取された検体により，呼吸状態の評価や酸塩基平衡の評価，治療効果の判定に用いる．

動脈血 pH の決定

● ABG 分析では，次のステップに準じ情報を処理する．
①最初に pH を知る（pH を知ることは，他の数値の解釈に有効である）．pH が著明に変動している場合は，体内に何らかの大きな病的変化が生じていると考えられる．
② pH の基準値は 7.35 ～ 7.45 であるが，pH7.35 未満ではアシデミア（アシドーシスを示す），pH7.45 以上ならアルカレミア（アルカローシスを示す）である．pH は重炭酸イオン（HCO_3^-）と

二酸化炭素分圧（PaO$_2$）により決定される.

③その後に，pH 異常の原因が呼吸性のものか，代謝性のものか
を判定する.

●アシドーシスは体内の血液 pH を下げる，すなわち重炭酸イオン
（HCO$_3^-$）を下げる（代謝性），あるいは二酸化炭素分圧（PaCO$_2$）
を上げる（呼吸性）という異常なプロセス・方向が存在している
ことを示している.

●アルカローシスは，体内の血液 pH を上げる，すなわち重炭酸イ
オン（HCO$_3^-$）を上げる（代謝性），あるいは PaCO$_2$ を下げる（呼
吸性）という異常なプロセス・方向が存在していることを示して
いる（図 2, 4）.

代謝性アシドーシスなので，HCO$_3^-$ は減少している

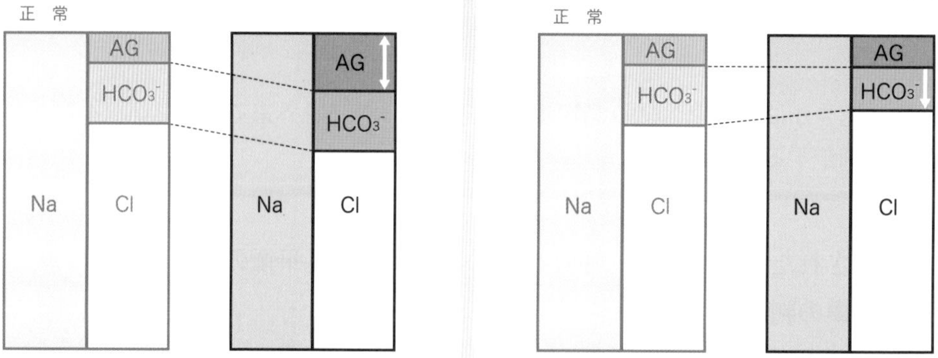

AG が増加する代謝性アシドーシス
（低 Cl 性）

●内因性物質の代謝によるもの
　乳酸アシドーシス，ケトアシドーシス
　（糖尿病性，アルコール性，飢餓），尿毒症
●外因性物質
　メチルアルコール，エチレングリコール，
　サリチル酸

AG 正常の代謝性アシドーシス
（Cl は必ず増加：高 Cl 性）

●重炭酸イオンの喪失
　下痢，アセタゾラミド
　（炭酸脱水酵素阻害薬）
●腎尿細管での水素イオン分泌障害
　尿細管性アシドーシス，尿細管間質障害，
　低アルドステロン症

図 4　代謝性アシドーシスの種類

動脈血二酸化炭素（炭酸ガス）分圧（PaCO₂）の決定

● $PaCO_2$ 値は，酸塩基平衡の呼吸性因子に関する情報を得るうえで有用である（**図5**）．

● $PaCO_2$ の基準値は 35 〜 45mmHg であるが，$PaCO_2$ 値が 35mmHg 未満か，45mmHg 以上なのかを確認する（**図5 ①②③**）．$PaCO_2$ の増減は，肺胞換気量（空気の出し入れ）を反映する．

● ついで，異常値が pH の変化と合致するか否かを判定する．もし pH が高くその原因が呼吸器系（肺胞換気の亢進）であるならば，$PaCO_2$ 値は低下している（呼吸性アルカローシスである）（**図5 ②**）．もし，pH が低く，その原因が肺胞換気の抑制による呼吸性アシドーシスであるならば，$PaCO_2$ 値は高くなっている（**図5 ③**）．

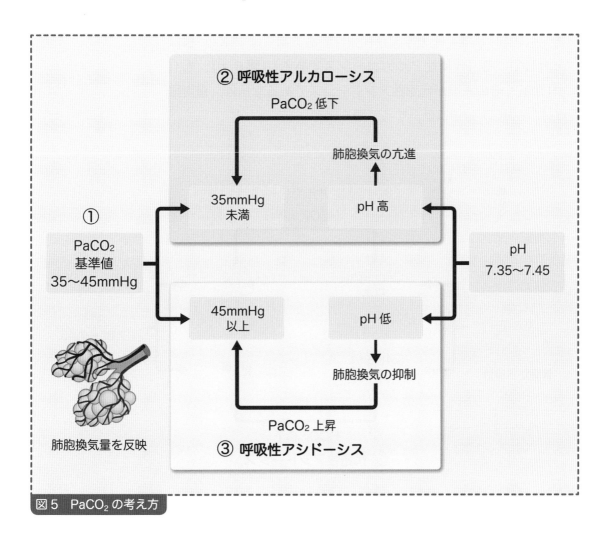

図5　PaCO₂ の考え方

重炭酸イオン（HCO₃⁻）をみる

- 重炭酸イオン（HCO₃⁻）緩衝系は，pH を安定させるために体液中で最大の緩衝力をもっている．動脈血と静脈血での HCO₃⁻ 濃度は基本的には変動しない．ただし，採血時の駆血時間が長いと変動しうるので注意する．
- 一次性（まず，はじめ）に HCO₃⁻ が変化する場合と二次性に呼吸性酸塩基平衡異常を代償するために異常値を示す場合がある．
- HCO₃⁻ をみれば，酸塩基平衡の代謝性因子に関する情報が得られる（図6）．
- HCO₃⁻ 基準値は 24 ～ 26mEq/L であるが，それが 24mEq/L 未満なのか，26 mEq/L 以上なのかを確認する（図6 ①②③）．
- HCO₃⁻ 濃度の異常が，pH の変化に合致するものなのかを判定する．もし pH が高くその原因が代謝性であるならば，HCO₃⁻ 値は上昇している（代謝性アルカローシスである）（図6 ②）．もし pH が低くその原因が代謝性アシドーシスであるならば，重炭酸イオン（HCO₃⁻）値は低下する（図6 ③）．

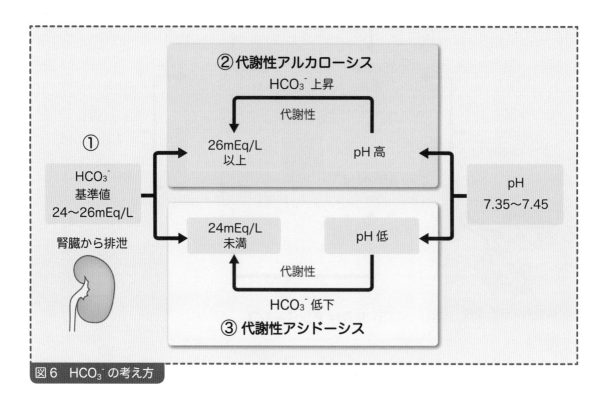

図6　HCO₃⁻ の考え方

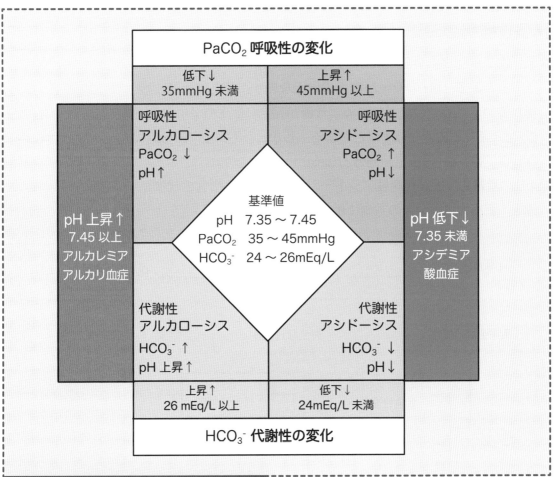

図7 アシドーシスとアルカローシスのまとめ

代償性機構の確認（図8）

● 動脈血二酸化炭素分圧（$PaCO_2$）と重炭酸イオン（HCO_3^-）濃度をみることで，pH の変化が第1の原因なのか，または代償性機構が働いているか否かがわかる．代償が完全になされていれば，pH は正常範囲内での低下にとどまる．しかし，不完全（部分的）な代償では，pH は正常範囲外となる．

● pH の異常の原因が代謝性アシドーシスならば，呼吸性の代償が働き，アルカローシスの方向に働く．

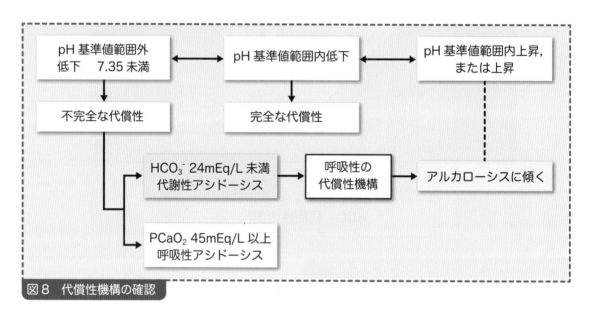

図8　代償性機構の確認

動脈血酸素分圧（PaO_2）と酸素飽和度（SaO_2）の確認（図9）

● PaO_2 と SaO_2 は，酸素化の情報を与える．PaO_2 は，心・肺系の呼吸循環機能を知る指標となる．

● PaO_2 が 100mmHg 以上あるいは 80mmHg 未満，そして酸素飽和度（SaO_2）が 94% 未満ならば，異常である（PaO_2 基準値：85〜95mmHg，SaO_2 基準値：95% 以上）．

● PaO_2 は，肺での血液の酸素化能力を示している．肺胞低換気，拡散機能障害，換気血流比の不均衡，先天性心疾患によるシャントによる PaO_2 の低下（肺）は低酸素血症であり，過換気の原因となりうる．

● PaO_2 値をみて酸素を投与・調節する.

動脈血酸素分圧（PaO_2）			酸素飽和度（SaO_2）	
100mHg 以上	85～95 mmHg	80mmHg 未満	95% 以上	94% 未満
異常値	基準値範囲	異常値	基準値範囲	異常値

図9　PaO_2, SaO_2 の確認

アニオンギャップ（anion gap：AG）（図10）

● 血液中の陽イオン（カチオン）の総量と陰イオン（アニオン）の総量の差をアニオンギャップ（AG）という．臨床的に下の式で求められる．

$$AG = [Na^+] - ([Cl^-] + [HCO_3^-])$$

● K^+ も陽イオンであるが，その量が少ないため，計算式には含まれないことが多い．

● 基準値は 12 ± 2mEq/L である．AG の増減は，代謝性アシドーシスを鑑別するために求められる．

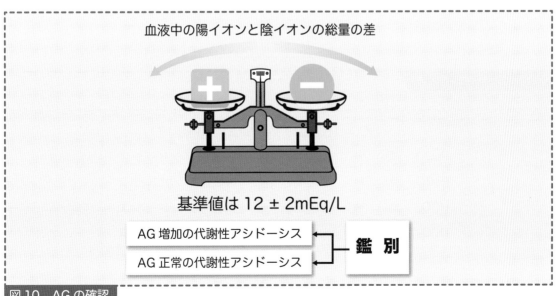

血液中の陽イオンと陰イオンの総量の差

基準値は 12 ± 2mEq/L

AG 増加の代謝性アシドーシス
AG 正常の代謝性アシドーシス
鑑　別

図10　AG の確認

Base Excess（BE）: 塩基過剰（図11）

● BE は，代償性（非呼吸性）酸塩基平衡異常の指標の 1 つである．「BE とは，血液 1L を 37℃ で飽和し，$PaCO_2$ 40mmHg のもとで強酸で滴定し，pH を 7.4 に戻すのに要する酸の量をいう」と定義されている．

● BE は，pH と $PaCO_2$ から計算される（基準値: -2.5 〜 2.5mEq/L または，-3 〜 3mmol/L）．$PaCO_2$ は呼吸因子を，BE は代謝因子を表す．

● BE が負の値であれば，血液の pH が低いことを意味する．

● BE 高値: 代謝性アルカローシス，慢性の呼吸性アシドーシス．

● BE 低値: 代謝性アシドーシス，慢性の呼吸性アルカローシス．

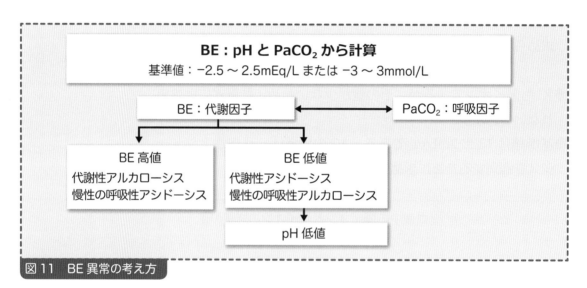

BE : pH と $PaCO_2$ から計算
基準値: −2.5 〜 2.5mEq/L または −3 〜 3mmol/L

BE: 代謝因子 ←→ $PaCO_2$: 呼吸因子

BE 高値	BE 低値
代謝性アルカローシス	代謝性アシドーシス
慢性の呼吸性アシドーシス	慢性の呼吸性アルカローシス

pH 低値

図11　BE 異常の考え方

$$pH = HCO_3^- （代謝因子）÷ PaCO_2 （呼吸因子）$$

$PaCO_2$	高い	➡	pH 低い	➡	呼吸性アシドーシス
$PaCO_2$	低い	➡	pH 高い	➡	呼吸性アルカローシス
HCO_3^-	低い	➡	pH 低い	➡	代謝性アシドーシス
HCO_3^-	高い	➡	pH 高い	➡	代謝性アルカローシス

図12　アシドーシスとアルカローシスのまとめ

動脈血ガス（ABG）分析値の読み方の実際

●動脈血ガス（ABG）分析値の読み方については，黒川清先生の提唱されておられる「ステップ方式」[1] が最もわかりやすいと思われるので，その考え方に基づいて下記の症例を実際に読んでみよう．

1）黒川　清：水・電解質と酸塩基平衡―step by step で考える―，改訂第2版．南江堂，東京，p.134，2004 より一部改変．

〈症例〉動脈血ガス（ABG）分析結果

動脈血	pH ·······················	7.20
	$PaCO_2$ ················	21 mmHg
	HCO_3^- ················	8 mEq/L
静脈血	Na ·······················	138 mEq/L
	K ·························	2.3 mEq/L
	Cl ························	118 mEq/L

Step 1

● pH からまずアシデミア（酸血症）があるのか，アルカレミア（アルカリ血症）があるのかを判定する．

Step 2

●ついで，アシデミアあるいはアルカレミアは，HCO_3^- の変化（代謝性）によるものか，PCO_2 の変化（呼吸性）によるものかを判定する．HCO_3^- の基準値は 24 ～ 26mEq/L である．

Step 3

● AG を計算する（正常範囲：10 ～ 14mEq/L）．これが上昇していれば，代謝性アシドーシスが存在することになる．

● AG が上昇していれば，さらに補正 HCO_3^- を計算する．

●それは，この値が 26mEq/L 以上であれば，実測の HCO_3^- 値は低くても代謝性アルカローシスも存在していることを意味しているからである．

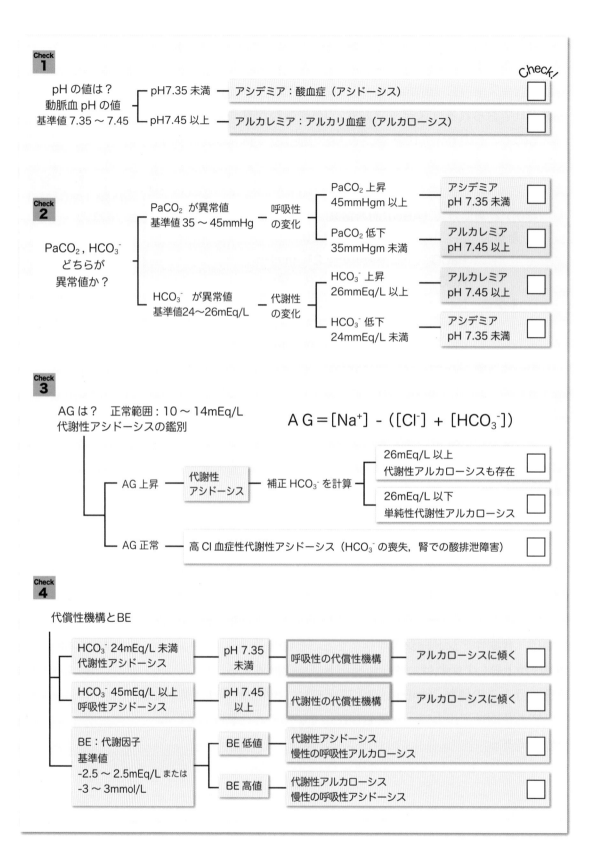

Step 4

● 最後に，代謝性変化が一次性の酸塩基平衡異常に対し予測された範囲にあるのかどうかを判定する．この代謝性変化が予測範囲を外れている場合には，他の酸塩基平衡の異常な病態も存在していることを意味している．

解　説

Step 1

● pH7.20 であることから，アシデミアであるといえる．

Step 2

● アシデミアは HCO_3^- が低下するか，$PaCO_2$ が上昇するかによって起こる．この症例では，$PaCO_2$ は低下（21mmHg）しており，それ自身がアシデミアの原因にはならないと思われる．

● $PaCO_2$ の基準値は，$39 \sim 43$mmHg である．明らかに，HCO_3^- の低下がアシデミアの原因と考えられる．

● 一次的に HCO_3^- が低下していることから，「代謝性アシドーシス」といえる．

Step 3

● ついで，アニオンギャップを計算する．

$$\text{アニオンギャップ（AG）} = Na^+ - (Cl^- + HCO_3^-)$$
$$= 138 - (118 + 8)$$
$$= 12 \text{ mEq/L}$$

● AG は 12mEq/L であり，基準値は $10 \sim 14$mEq/L であることから，AG は正常といえる．ということは，HCO_3^- の低下に見合った分 Cl が上昇したことになり，AG が上昇しないような「高 Cl 血症性代謝性アシドーシス」といえる．

> *アニオンギャップ　［AG：不揮発性酸（固定酸）］
>
> ## $AG = (Na^+ + K^+) - (Cl^- + HCO_3^-)$
>
> K^+ も陽イオンの１つであるが，細胞外液には含有量が非常に少ないので，計算式からは除かれることが多い．
>
> $Na - Cl = HCO_3^- + AG = 40$ 程度　　　　$(H_2CO_3 = PaCO_2)$

Step 4

● $PaCO_2$ は 21mmHg であり，正常の 40mmHg より約 20mmHg も低下している．代謝性アシドーシスでは，HCO_3^- が低下して pH が低下するが，生体はこの pH の低下をできるだけ少なくするように生理的な反応として「代償性」に $PaCO_2$ を下げる機構が作用する．すなわち，pHの低下に反応して呼吸中枢が刺激され，過呼吸を起こし $PaCO_2$ が低下する．

● ここで，本症例の $PaCO_2$ 21mmHg が，HCO_3^- 8mEq/L という低下に見合ったものか，あるいは，その他にも $PaCO_2$ を低下させる異常な病態が独自に存在するのかを知る必要がある．

● 代謝性アシドーシスでは，それに反応した生理的過呼吸による $PaCO_2$ の低下は，

$$\Delta PaCO_2 \text{ (mmHg)} = (1 \sim 1.3) \times \Delta HCO_3^- \text{ (mEq/L)}$$

で示される．この症例では，ΔHCO_3^- は「基準値 24mEq/L －本症例の値 8mEq/L」の式から 16mEq/L となる．Δ は，基準値からの偏りを示している．

● ついで，代謝性アシドーシスにおける呼吸性代償の予測値は，

$$\begin{aligned} \Delta PaCO_2 &= (1 \sim 1.3) \times \Delta HCO_3^- \text{ (mEq/L)} \\ &= (1 \sim 1.3) \times 16 \\ &= 16 \sim 21\text{mmHg} \end{aligned}$$

となる．これが，正常 $PaCO_2$ から $PaCO_2$ が低下する代償性の変化と予測された値である．

●したがって，呼吸機能のシステムが正常であれば，$PaCO_2$ ＝ 40mmHg －（16 〜 21）mmHg ＝ 19 〜 24mmHg に落ち着いているはずである．本症例の $PaCO_2$ は 21mmHg であり，この範囲内にあるので，一応「この症例の $PaCO_2$ ＝ 21mmHg は，この HCO_3^- の低下に見合う生理的な反応と考えられる値である」といえる．

答え

●以上から，本症例は代謝性アシドーシスのみがみられる単純性代謝性アシドーシスと診断される．

3 酸塩基平衡異常とは？

POINT

- ●呼吸性アシドーシスの診断
- ●呼吸性アルカローシスの診断
- ●代謝性アシドーシスの診断
- ●代謝性アルカローシスの診断

①呼吸性アシドーシス

pH 7.35 以下，$PaCO_2$ 45mmHg 以上

疑うべき症状と徴候

問　　診：悪心・嘔吐
触　　診：頻脈
聴　　診：速く浅い呼吸を伴う呼吸困難
視　　診：温かく紅潮する皮膚，発汗
その他：深部腱反射の低下，不穏，振戦，不安・心配，錯乱および
　　　　　意識レベルの低下…など

診断のための必須検査と成績

●動脈血ガス（ABG）分析結果

	非代償性	代償性
pH	< 7.35	正常
$PaCO_2$	> 45mmHg	> 45mmHg
HCO_3^-	正常	> 26mEq/L

●胸部X線：慢性閉塞性肺疾患（COPD）の所見，肺炎・気胸または
　は，その他の原因を示す所見
●電解質：血清 K 5.0mEq/L 以上
●その他の血液検査：薬物の過剰血中濃度

原因と病態生理

? 原　因
●神経筋障害：ギランバレー症候群，多発神経炎，重症筋無力症，
　脊髄損傷など.
●呼吸中枢機能低下：中枢神経外傷，原発性低換気，脳疾患，肥満
　など.
●肺疾患：呼吸器感染症，急性呼吸促迫症候群（ARDS），COPD，
　肺水腫，急性喘息発作，肺壁外傷，慢性気管支炎など.
●気道閉塞：分泌の持続，咽頭けいれん，腫瘍，肺胞換気を変える
　肺疾患，アナフィラキシーなど.

? 病態生理：いったい何が起こっているのか？（図13）
●呼吸におけるどの過程（換気，血流，拡散）の異常においても呼
　吸性アシドーシスを引き起こす．呼吸に関する神経筋障害や脳神
　経における呼吸中枢の抑制，肺疾患，気道閉塞などによって起こる.
●呼吸性アシドーシスでは，呼吸器系において正常な pH を維持す
　るために，体内の二酸化炭素（炭酸ガス：CO_2）を除去できない
　状態である.
● pH が低下し異常値（pH 7.35 以下）の場合：呼吸性アシドーシ
　スは，急性の経過である.
● pH が正常値（pH 7.35 〜 7.45）の場合：腎臓において代償機構
　が働いており，慢性に経過したものである.

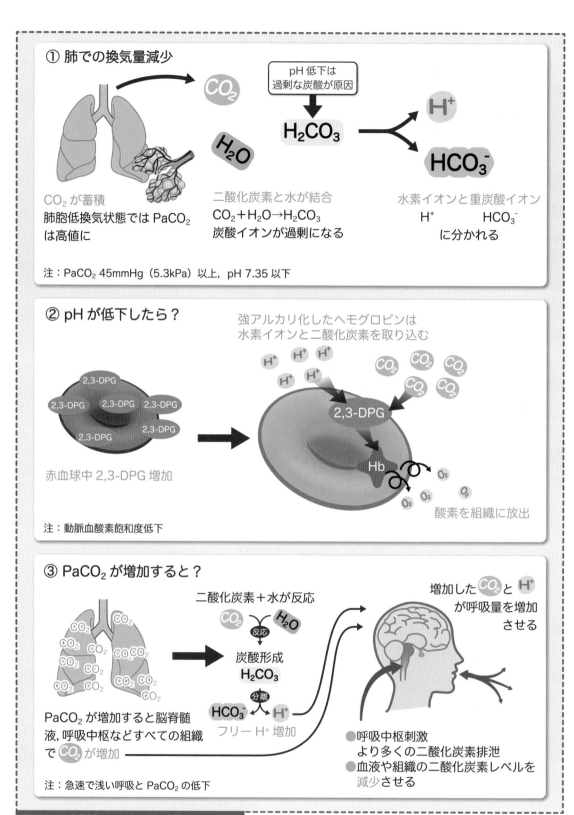

① 肺での換気量減少

pH 低下は
過剰な炭酸が原因

CO_2

H_2O

H_2CO_3

H^+

HCO_3^-

CO_2 が蓄積
肺胞低換気状態では $PaCO_2$
は高値に

二酸化炭素と水が結合
$CO_2 + H_2O \rightarrow H_2CO_3$
炭酸イオンが過剰になる

水素イオンと重炭酸イオン
H^+　　　HCO_3^-
に分かれる

注：$PaCO_2$ 45mmHg（5.3kPa）以上，pH 7.35 以下

② pH が低下したら？

強アルカリ化したヘモグロビンは
水素イオンと二酸化炭素を取り込む

2,3-DPG

2,3-DPG　2,3-DPG　2,3-DPG

2,3-DPG　2,3-DPG

H^+　H^+　H^+
H^+　H^+

CO_2　CO_2
CO_2　CO_2
CO_2

2,3-DPG

Hb

O_2　O_2
O_2　O_2

赤血球中 2,3-DPG 増加

酸素を組織に放出

注：動脈血酸素飽和度低下

③ $PaCO_2$ が増加すると？

二酸化炭素＋水が反応

CO_2　H_2O

反応

炭酸形成
H_2CO_3

分離

HCO_3^-　H^+
フリー H^+ 増加

CO_2 CO_2 CO_2 CO_2 CO_2 CO_2 CO_2 CO_2 CO_2 CO_2 CO_2 CO_2 CO_2 CO_2

$PaCO_2$ が増加すると脳脊髄
液，呼吸中枢などすべての組織
で CO_2 が増加

増加した CO_2 と H^+
が呼吸量を増加
させる

●呼吸中枢刺激
より多くの二酸化炭素排泄
●血液や組織の二酸化炭素レベルを
減少させる

注：急速で浅い呼吸と $PaCO_2$ の低下

図13　呼吸性アシドーシスの病態生理1

④ 脳血管が拡張すると？

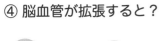 炭酸ガスや 水素イオンは脳血管を拡張→

→脳への血流を増加

脳浮腫を引き起こし
中枢神経系の活動性低下

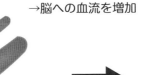

脳血管拡張

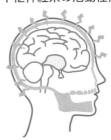

注：頭痛, 昏迷, 昏睡, 嘔気, 嘔吐

⑤ 呼吸機能の破綻で

$PaCO_2$ の上昇は
腎臓で重炭酸と
ナトリウムイオ
ンを保持

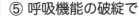

HCO_3^- 重炭酸は Na^+ Na イオンと
$NaHCO_3$ 重炭酸ナトリウムを形成

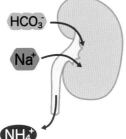

NH_4^+

NH_4^+

NH_4 として水素イオンを排出

HCO_3^-
Na^+ → $NaHCO_3$

緩衝作用
重炭酸ナトリウムは水素イ
オンより緩衝作用が高い

$NaHCO_3$ > H^+

注：尿中の酸含有量の増加, pH と重炭酸の上昇, 浅く抑制された呼吸

⑥ 水素イオンの濃度の変化

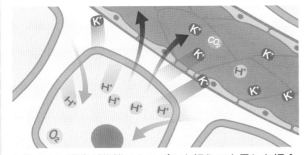

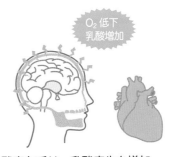

O_2 低下
乳酸増加

水素イオン濃度が代償メカニズムを超えて上昇した場合
水素イオンは細胞内へシフト, カリウムイオンは細胞外に遊離

酸素欠乏は, 乳酸産生を増加
さらに 酸塩基平衡を乱し, 神経や心
臓機能を危険な状態まで低下させる

注：高カリウム血症, 不整脈, $PaCO_2$ 上昇, pH 低下, 意識レベル低下

図 13　呼吸性アシドーシスの病態生理 2

治療法（図14）

●気道の確保（分泌物の気道吸引）と必要に応じた酸素投与を行う.

●薬物投与：収縮した気道への気管支拡張薬（β_2刺激薬, テオフィリン薬, 抗コリン薬）, 高K血症に対する薬物（57, 58頁参照）, 感染症に対する各種抗生物質.

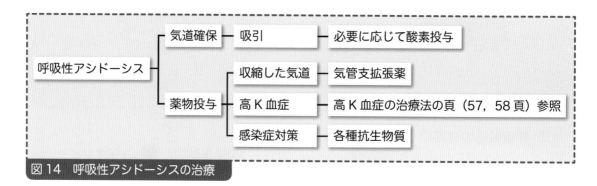

図14 呼吸性アシドーシスの治療

管理上注意すべきこと

●各種モニタリング

☑ 心拍数
☑ 呼吸様式
☑ 神経所見
☑ 輸血時の水分出納のバランス観察
☑ 肺活量測定や体位ドレナージ…など

MEMO

呼吸不全とは？

●急性呼吸不全は, 肺で十分な酸素化ができなくなったり, 炭酸ガス（CO_2）を排出できなくなった状態である. 肺胞低換気や換気血流比不均等, 肺胞内シフトから, ガス交換に障害が生じる.

●原因には, 中枢神経系疾患, 呼吸器系疾患, 神経筋疾患, 肺循環障害があげられる.

●組織の酸素化が不良になると, 体液異常（脱水・溢水）, 電解質異常（低K血症, 高K血症）, 酸塩基平衡異常（呼吸性アシドーシスとアルカローシス, 代謝性アシドーシス）が現れる.

症 例　77歳，男性

主訴：胸苦しさ，水溶性喀痰，起坐呼吸

動脈血ガス（ABG）分析

pH	7.20	（基準値：7.38 〜 4.41）
$PaCO_2$	59.5 mmHg	（基準値：39 〜 43）
PaO_2	74.4 mmHg	（基準値：85 〜 95）
HCO_3^-	22.8mEq/L	（基準値：24 〜 26）
BE	-5.0mEq/L	（基準値：−2.5 〜 2.5）

解　説

Step 1

● pH 7.20 はアシデミアである．

Step 2

● $PaCO_2$ 59.5 mmHg（高値）と BE −5.0 mEq/L（低値）より，アシドーシスといえる．PaO_2 は 80 mmHg 未満（74.4 mmHg）であることから，低酸素血症である．

Step 3

● HCO_3^- 22.8mEq/L は，基準値（24 〜 26mEq/L）内であり，代謝性の代償機構は働いていない．

答え

●低酸素血症を伴う呼吸性アシドーシスといえる．

②呼吸性アルカローシス

pH 7.45 以上，PaCO$_2$ 35mmHg 以下

疑うべき症状と徴候

問　　診：不安，発汗
触　　診：頻脈
そ の 他：異常感覚，失神，テタニー，呼吸困難（呼吸数の増加），
　　　　　錯乱，反射亢進，不穏…など

診断のための必須検査と成績

●動脈血ガス（ABG）分析結果

	非代償性	代償性
pH	＞ 7.45	正常
PaCO$_2$	＜ 35mmHg	＜ 35mmHg
HCO$_3^-$	正常	＜ 22mEq/L

●**心電図所見**：不整脈，低 K・Ca 血症による変化
●**電解質所見**：血清 Ca・K 低下
●**その他の血液検査**：血清サリチル酸濃度（100 〜 1,000μg/mL）

原因と病態生理

❓ 原　因
●過換気（疼痛，サリチル酸中毒，不安，ある種の薬剤）．
●過剰代謝（発熱，敗血症，肝不全）．
●呼吸調節中枢に影響を与える状態．
●その他（高地で起こる急性低酸素症，肺塞栓，呼吸器疾患，低血
　圧，高度な貧血）など．

❓ 病態生理：いったい何が起こっているのか？（図15）

● 肺胞過換気や低炭酸血症が原因である.

● アルカローシスは，換気の突然の増加による場合には急性の経過
であり，慢性の場合には腎臓における代償のためである.

● 呼吸回数や深度が増加する病態であれば，肺が過剰な炭酸ガス
（CO_2）を排泄する原因となりうる. CO_2 は酸であり，その排泄
過多は，$PaCO_2$ を減少させ pH が上昇することを意味している.

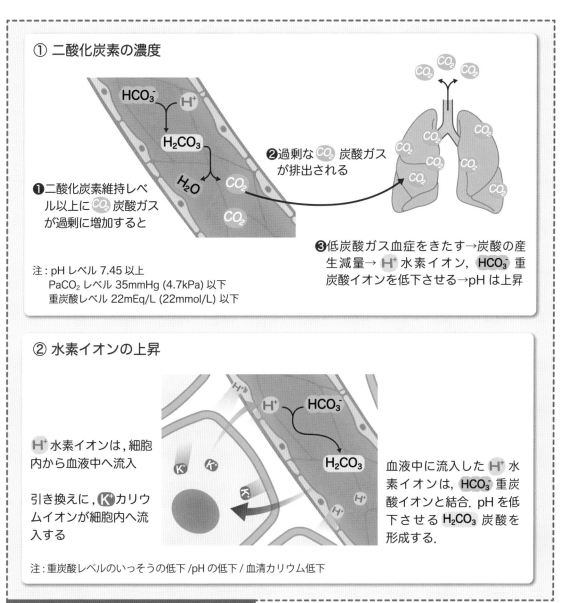

① 二酸化炭素の濃度

❶ 二酸化炭素維持レベル以上に CO_2 炭酸ガスが過剰に増加すると

❷ 過剰な CO_2 炭酸ガスが排出される

❸ 低炭酸ガス血症をきたす→炭酸の産生減量→ H^+ 水素イオン，HCO_3^- 重炭酸イオンを低下させる→pH は上昇

注：pH レベル 7.45 以上
PaCO₂ レベル 35mmHg (4.7kPa) 以下
重炭酸レベル 22mEq/L (22mmol/L) 以下

② 水素イオンの上昇

H^+ 水素イオンは，細胞内から血液中へ流入

引き換えに，K^+ カリウムイオンが細胞内へ流入する

血液中に流入した H^+ 水素イオンは，HCO_3^- 重炭酸イオンと結合. pH を低下させる H_2CO_3 炭酸を形成する.

注：重炭酸レベルのいっそうの低下 /pH の低下 / 血清カリウム低下

図 15 呼吸性アルカローシスの病態生理 1

③低炭酸血症（1）

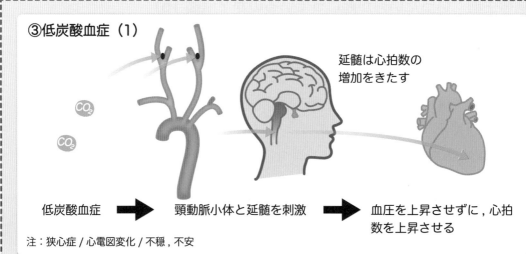

延髄は心拍数の
増加をきたす

低炭酸血症 → 頸動脈小体と延髄を刺激 → 血圧を上昇させずに，心拍数を上昇させる

注：狭心症 / 心電図変化 / 不穏，不安

④ 低炭酸血症（2）

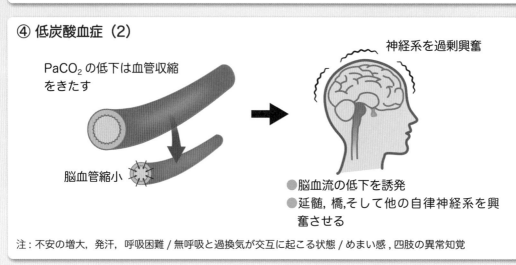

$PaCO_2$ の低下は血管収縮をきたす

神経系を過剰興奮

脳血管縮小

●脳血流の低下を誘発
●延髄，橋，そして他の自律神経系を興奮させる

注：不安の増大，発汗，呼吸困難 / 無呼吸と過換気が交互に起こる状態 / めまい感，四肢の異常知覚

⑤ 長く続く低炭酸血症では…

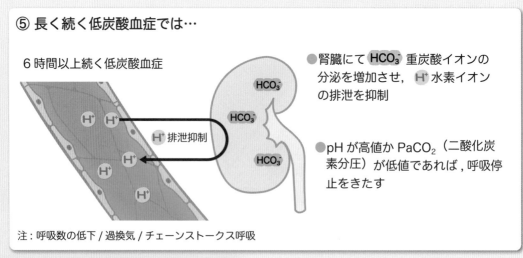

6 時間以上続く低炭酸血症

H^+ 排泄抑制

●腎臓にて HCO_3^- 重炭酸イオンの分泌を増加させ，H^+ 水素イオンの排泄を抑制

●pH が高値か $PaCO_2$（二酸化炭素分圧）が低値であれば，呼吸停止をきたす

注：呼吸数の低下 / 過換気 / チェーンストークス呼吸

図15　呼吸性アルカローシスの病態生理 2

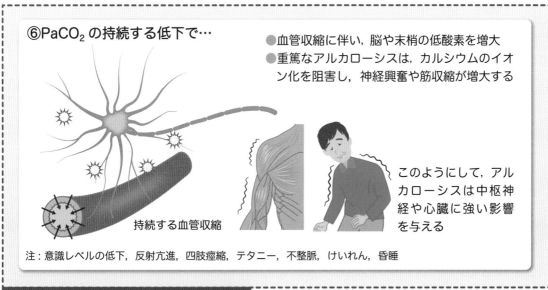

⑥PaCO₂ の持続する低下で…

●血管収縮に伴い，脳や末梢の低酸素を増大
●重篤なアルカローシスは，カルシウムのイオン化を阻害し，神経興奮や筋収縮が増大する

持続する血管収縮

このようにして，アルカローシスは中枢神経や心臓に強い影響を与える

注：意識レベルの低下，反射亢進，四肢痙縮，テタニー，不整脈，けいれん，昏睡

図15　呼吸性アルカローシスの病態生理3

治療法（図 16）

●原因の除去を行う：サリチル酸中毒の治療（活性炭使用）や敗血症の治療（抗菌薬，抗ウイルス薬，抗寄生虫薬や外科的治療）.
●呼気の炭酸ガスを吸い血中炭酸ガス値を上昇させるように，「口すぼめ呼吸」を指導し，過換気状態を抑制・改善する.
●必要に応じて，酸素投与や抗けいれん薬（フェノバール®，アレビアチン®など）の投与を行う.

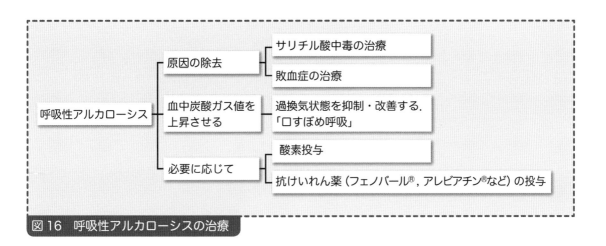

呼吸性アルカローシス

原因の除去 ── サリチル酸中毒の治療 ／ 敗血症の治療

血中炭酸ガス値を上昇させる ── 過換気状態を抑制・改善する. 「口すぼめ呼吸」

必要に応じて ── 酸素投与 ／ 抗けいれん薬（フェノバール®，アレビアチン®など）の投与

図16　呼吸性アルカローシスの治療

管理上注意すべきこと

●各種モニタリング

- ☑ バイタルサイン
- ☑ 神経・筋・心血管系機能の変化を観察
- ☑ 動脈血ガス（ABG）分析
- ☑ 血清電解質をモニター…など

---

advance
過換気症候群（hyperventilation syndrome）とは？

●器質的疾患を原因とせずに過換気をきたす疾患群である．「過換気」は，動脈血の二酸化炭素分圧（$PaCO_2$）の低下によるが，35mmHg 以下の状態といえる．

（安藤の診断基準．日胸疾会誌 33：224, 1995 より一部改変）

①発作性の過呼吸の反復

②過呼吸を繰り返しながら息が吸えない，息苦しいなどの呼吸不全感，空気飢餓感を自覚し，これに伴って胸部絞扼感，胸痛，胸部圧迫感，心悸亢進などの循環器症候を示す

③全身・四肢または，その一部のしびれ，筋肉の硬直感

④過換気テストで3分以内に症状再現

⑤過呼吸を止めるか，「口すぼめ呼吸」で症状の消退がみられる

⑥身体症は否定される

症例　27歳，女性

主訴：胸苦しさ，不安，過呼吸

動脈血ガス（ABG）分析

pH	7.50	（基準値：7.38 〜 4.41）
$PaCO_2$	28.5 mmHg	（基準値：39 〜 43）
PaO_2	68.4 mmHg	（基準値：85 〜 95）
HCO_3^-	23.8mEq/L	（基準値：24 〜 26）
SaO_2	96.7%	（基準値：95% 以上）

解　説

Step 1

● pH 7.50 は，アルカレミアである．

Step 2

● HCO_3^- はほぼ正常で，$PaCO_2$ 28.5 mmHg と低値であることより CO_2 の変化が一次性の変化と思われる．PaO_2 は 80 mmHg 未満であることから，低酸素血症である．

Step 3

● HCO_3^- 23.8mEq/L はほぼ基準値（24 〜 26mEq/L）であり，代謝性の代償機構は働いていない．

答え

●低酸素血症を伴う呼吸性アルカローシスといえる．

③代謝性アシドーシス

pH 7.35 未満，重炭酸（HCO_3^-）濃度 22mEq/L 未満

疑うべき症状と徴候

問　　診：食欲不振，悪心・嘔吐，鈍い頭痛
視　　診：皮膚乾燥
検　　査：低血圧
そ の 他：高 K 血症による症状・症候（腹部けいれん，下痢，筋脱力），
　　　　　衰弱・脱力，深部腱反射の低下，嗜眠，錯乱，意識レベル
　　　　　の低下，クスマウル呼吸（速い・深い呼吸）…など

診断のための必須検査と成績

●動脈血ガス（ABG）分析結果

	非代償性	代償性
pH	< 7.35	正常
$PaCO_2$	正常	< 35mmHg
HCO_3^-	< 22mEq/L	< 22mEq/L

●高 K 血症に特徴的な心電図所見：T 波増高，PR の延長，QRS の拡大
●電解質所見：血清 K 正常値以下
　アニオンギャップ（AG）の上昇

$$AG = [Na^+] - ([Cl^-] + [HCO_3^-])$$

　乳酸アシドーシスでは，血中乳酸値の上昇
●その他の血液検査：糖尿病性ケトアシドーシスでは，血糖・血
　清ケトン値の上昇

原因と病態生理

？ 原　因

●ケトンの過剰産生（糖尿病，飢餓，慢性アルコール中毒，甲状腺
　機能亢進症，高度の低栄養，発熱を伴う重症感染症）．
●乳酸性アシドーシス（ショック，肝臓病，心不全，発作，呼吸器

乳酸性アシドーシス
とは？
種々の原因によって
血中乳酸値（基準値：
3.3 〜 14.9 mg/dL）
が上昇し，著しい代
謝性アシドーシスを
きたす病態をいう．

疾患，熱心な運動）．
- 腎疾患（腎不全，急性尿細管壊死を伴う急性腎障害）．
- 消化管疾患（下痢，回腸への尿路変更，腸管での吸収低下，高アルドステロン症，膵または肝瘻孔）など．

❓ 病態生理：いったい何が起こっているのか？（図17）
- 代謝性アシドーシスは，一般的に細胞外液からの重炭酸イオン（HCO₃）の喪失もしくは代謝された酸の蓄積，またはその両方により引き起こされる．
- 代謝性アシドーシスは，中枢神経系を抑制し，未治療であれば不整脈，昏睡，心停止を引き起こす．

① 水素イオンの蓄積

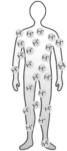

H⁺ 水素イオンが体内に蓄積

水素イオンが細胞や細胞外液にある化学的緩衝物質（血漿重炭酸イオン，たんぱく）などと結合する

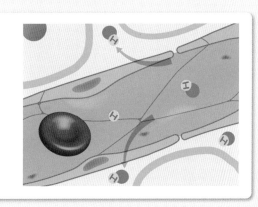

② 過剰な水素イオン

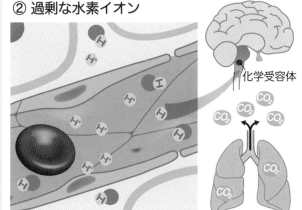

化学受容体

- 過剰な H⁺ 水素イオンが pH を低下させる
- pH の低下は，延髄にある化学受容体を刺激し，呼吸数を増加させる
- 呼吸数の増加は，PaCO₂を低下させる
- より多くの水素イオンが重炭酸イオンと結合 H するように促す
- 呼吸性代償は，数分以内に生じる
- 不均衡を補正するには十分ではない

☑ pH 7.35 未満，重炭酸濃度 22mEq/L （22mmol/L）未満，PaCO₂ の低下
☑ 速くて深い呼吸状態に注意

図17 代謝性アシドーシスの病態整理1

③ 腎臓での補正

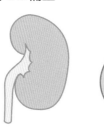

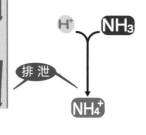

● リン酸 もしくはアンモニアによって緩衝され，弱酸として尿中に排泄される
● 酸性尿に注意

● 健常な腎臓では，過剰な水素イオンを尿細管に分泌し，アシドーシスを補正する

④ 水素イオンの排泄

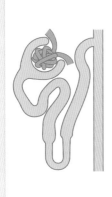

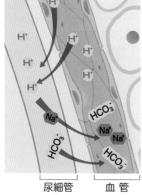

尿細管　　血 管

● H⁺ 水素イオンが尿細管に排泄 される
● Na⁺ ナトリウムイオンと HCO₃⁻ 重炭酸イオンが尿細管で再吸収され，血液に戻され，ゆっくりと正常に戻る
● pH と 重炭酸濃度に注意

⑤ 水素イオンの拡散

● 細胞外液の過剰な H⁺ 水素イオンは，細胞内に拡散する
● 細胞膜内外の電位の均衡を維持するために，細胞は K⁺ カリウムイオンを血液中に放出する
● 疝痛や下痢，脱力または弛緩性麻痺，四肢の刺痛やしびれ，徐脈，T 波増高 ,PR 間隔の延長, wide QRS など, 高 K 血症の徴候と症状に注意する

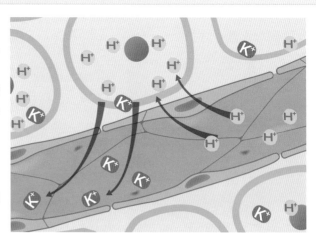

図 17　代謝性アシドーシスの病態整理 2

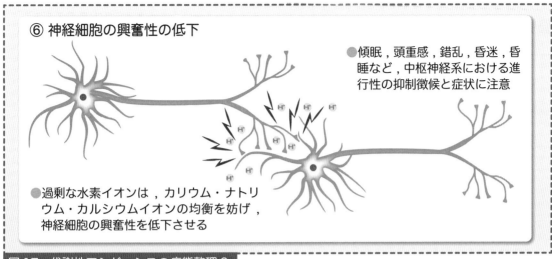

図 17　代謝性アシドーシスの病態整理 3

治療法（図 18）

●機械的な換気による呼吸性代償を促進する.

● pH が 7.1 未満であれば，酸性化した血液を中和するために
　重炭酸ナトリウム（メイロン® 7%：必要量（mL）
　　= 不足塩基量（mEq/L）× 1/4 ×体重（kg），8.4%：必要量（mL）
　　= 不足塩基量（mEq/L）× 0.2 ×体重（kg），
　　　1mL に 1mEq の HCO_3^- を含むため計算が容易
　を静注する.

●重炭酸の喪失が下痢によるものであれば，止痢剤（タンナルビン®，
　アドソルビン®など）を投与する.

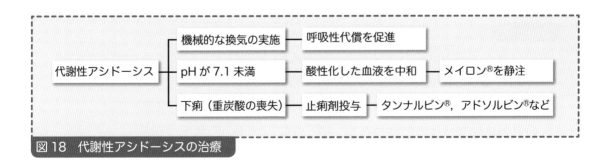

図 18　代謝性アシドーシスの治療

管理上注意すべきこと

●各種モニタリング：意識消失や中枢神経系障害をみるために，神経学的所見を観察する．血清K値をモニターする．

●腎不全または薬剤性中毒では，透析療法を準備する．

症 例　16歳，男性

主訴：下痢，腹痛，四肢のしびれと疼痛，脱力

動脈血ガス（ABG）分析

pH	7.34	（基準値：7.38〜4.41）
$PaCO_2$	35 mmHg	（基準値：39〜43）
HCO_3^-	19.5mEq/L	（基準値：24〜26）

静脈血

Na	138mEq/L
K	1.6 mEq/L
Cl	104 mEq/L

解 説

Step 1

● pH7.34 であることから，アシデミアであるといえる．

Step 2

●アシデミアは HCO_3^- が低下するか，$PaCO_2$ が上昇するかによって起こる．この症例では，$PaCO_2$ は 35mmHg（基準値：39〜43mmHg）とほぼ正常であり，それ自身が一次的にアシデミアの原因にはならないと思われる．明らかに，HCO_3^- の低下（19.5 mEq/L）（基準値：24〜26mmHg）がアシデミアの原因と考えられる．つまり，一次的に HCO_3^- が低下していることから「代謝性アシドーシス」といえる．

Step 3

●次に，アニオンギャップを計算する．

アニオンギャップ（AG）

$= Na - (Cl + HCO_3) = 138 - (104 + 19.5) = 14.5 mEq/L$

で，基準値は 10 ～ 14mEq/L であることから，AG はほぼ正常といえる．ということは，AG の増加がみられない代謝性アシドーシスと考えられる（**図 4**）．

Step 4

●代謝性アシドーシスにおける呼吸性代償の予測値は，

$\Delta PaCO_2 = (1 \sim 1.3) \times \Delta HCO_3^- (mEq/L)$

$= (1 \sim 1.3) \times (基準値 24\text{-}19.5) = 4.5 \sim 5.85 mmHg$

となる．これが，正常 $PaCO_2$ から $PaCO_2$ が低下する代償性の変化と予測された値である．

Step 5

●したがって，呼吸機能のシステムが正常であれば，

$PaCO_2 = 基準値 40 mmHg - (4.5 \sim 5.85) mmHg$

$= 16 \sim 35.5 mmHg$

に落ち着いているはずである．本症例の $PaCO_2$ は 35 mmHg であり，この範囲内にあるので「この症例の $PaCO_2 = 35 mmHg$ は，この HCO_3^- の低下に見合う生理的な反応と考えられる値である」といえる．

答え

●以上から，本症例はアニオンギャップ正常の代謝性アシドーシスのみがみられる単純性代謝性アシドーシスと診断される．また，本症例は尿中 β_2 ミクログロブリン・NAG・K 高値より，近位尿細管性アシドーシスと考えられた．入院後ただちに K 製剤を加えた補液を開始したところ，血清 K 値は徐々に回復し，30 時間後には 4.0 mEq/L と基準値内に戻った．臨床的には，K 値の回復に伴って筋肉痛，しびれ感は消失した．

MEMO

アニオンギャップ正常の代謝性アシドーシス

尿細管性アシドーシス（renal tubular acidosis：RTA）とは？

● RTA とは，尿細管での HCO_3^- の再吸収障害あるいは水素（H^+）イオンの分泌（排泄）障害によって起こる．

● 代謝性アシドーシスを呈するが，アニオンギャップは基準値範囲内である．ABG 分析では，pH が 7.40 よりも低下，HCO_3^- が低下し，呼吸性代償のため $PaCO_2$ も低下している．

● 遠位尿細管型（I 型）：RTA では HCO_3^- と Na^+ が尿中に喪失するため，RAA 系が強力に活性化され，遠位尿細管での K 排泄が亢進して，低 K 血症が生ずる．症状として，低 K 血症によるもの（四肢の脱力，周期性四肢麻痺など）と骨軟化症，尿路結石，腎石灰化がみられる．

● 近位尿細管型（II 型）：尿糖，アミノ酸尿，リン酸尿，重炭酸尿がみられるものを Fanconi 症候群と呼んでいる．

● 混合型（I 型＋ II 型＝ III 型）：極めてまれである．

● 低レニン低アルドステロン型（IV 型）：糖尿病で発症しやすく，高 K 血症が特徴である．

治療

● アシドーシスの補正（ウラリット®・U 6〜8 錠，分3/日．または，炭酸水素ナトリウム（重曹®）6〜8g, 分3/日），低 K 血症の是正 {スローケー®錠（8mEq の K/錠）3〜6 錠，分3/日}

● 炭酸水素ナトリウム（重曹®）の投与量は，I 型の数倍量が必要である．低 P 血症に対しては，脱脂粉乳（100g あたり約 1,000mg の P 含有）が有効である．

④代謝性アルカローシス

pH 7.45 以上，重炭酸（HCO_3^-）濃度 26 mEq/L 以上

疑うべき症状と徴候

問　　診：悪心・嘔吐，食欲不振
触　　診：腱反射亢進
視　　診：チアノーゼ
検　　査：低血圧
その他：衰弱，異常感覚，筋けいれん，テタニー，多尿，感情
　　　　　鈍麻・錯乱…など

診断のための必須検査と成績

●動脈血ガス（ABG）分析結果

	非代償性	代償性
pH	> 7.45	正常
$PaCO_2$	正常	> 45mmHg
HCO_3^-	> 26mEq/L	> 26mEq/L

●心電図所見：P 波とくっつく低い T 波
●電解質所見：血清 K・Ca・Cl 低下

原因と病態生理

? 原　因
●低 K 血症（利尿薬などの使用）.
●消化管からの過剰な酸喪失（嘔吐，幽門狭窄，経鼻胃液吸引）.
●その他（クッシング症候群，アシドーシスの過剰な是正，
　腎動脈狭窄のような腎疾患，頻回の輸液）など.

? 病態生理：いったい何が起こっているのか？（図 19）
●一般的に水素イオン（酸）の喪失，重炭酸イオン（HCO_3^-）の増加，
　またはその両方により引き起こされる.

① 重炭酸イオンの蓄積

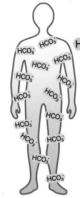

HCO₃⁻ 重炭酸イオンが体内に蓄積

HCO₃⁻ 重炭酸イオンが，● 化学的緩衝物質（血漿重炭酸イオン，たんぱく）などと結合する

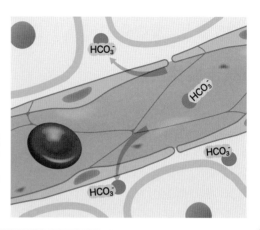

② 過剰な重炭酸イオン

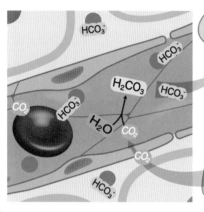

化学受容体

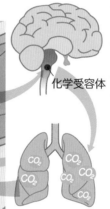

- 過剰な HCO₃⁻ 重炭酸イオンが，pH を上昇させる
- pH の上昇は，延髄にある化学受容体を抑制し，呼吸数を減少させる
- 呼吸数の減少は，$PaCO_2$ を上昇させる
- 二酸化炭素（$PaCO_2$）は，H₂O 水と結合して，H₂CO₃ 炭酸になる

☑ pH 7.45 以上，重炭酸濃度 26mEq/L （26mmol/L）未満，$PaCO_2$ の上昇
☑ 遅くて浅い呼吸状態に注意

③ 重炭酸の排泄

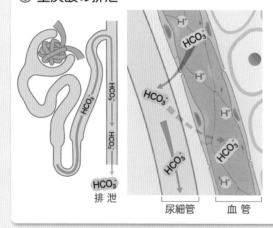

排泄　　尿細管　血管

- HCO₃⁻ 重炭酸が 28mEq/L（28mmol/L）を超えると，腎臓では重炭酸を吸収できない
- 過剰な重炭酸は，尿中に排泄される
- H⁺ 水素イオンは保持される
- その後，緩やかに正常に戻る．アルカリ尿，pH，重炭酸濃度に注意

図 19　代謝性アルカローシスの病態生理 1

④ Na, H₂O, HCO₃⁻ の排泄

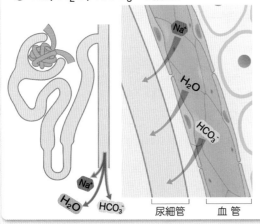

● 電気化学的均衡維持のため，過剰な Na⁺ ナトリウムイオン，H₂O 水，HCO₃⁻ 重炭酸イオンが排泄される
● 脱水の徴候（初期の多尿，口渇，粘膜の乾燥）に注意

⑤ 水素イオンの移動

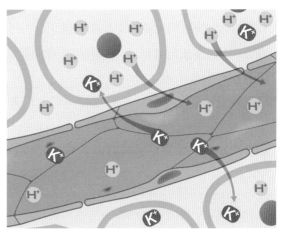

● H⁺ 水素イオンは，細胞内から細胞外に拡散する
● 細胞膜内外の電位の均衡を維持するために，細胞外の K⁺ カリウムイオンは，細胞内に移動する
● 低カリウム血症の徴候と症状（食欲不振，筋力低下，反射消失など）に注意

⑥ 神経細胞の過興奮

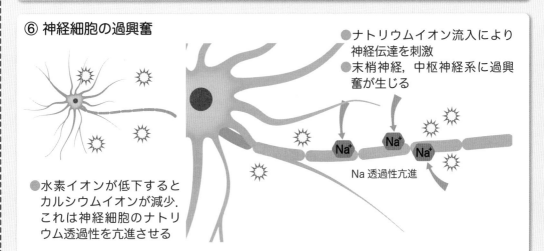

● ナトリウムイオン流入により神経伝達を刺激
● 末梢神経，中枢神経系に過興奮が生じる

Na 透過性亢進

● 水素イオンが低下するとカルシウムイオンが減少．これは神経細胞のナトリウム透過性を亢進させる

図 19　代謝性アルカローシスの病態生理 2

●代謝性アルカローシスは，もし治療をしなければ，昏睡や不整脈をきたし，そして死を招くことがある.

治療法（図20）

●重篤な低Cl性代謝性アルカローシスには，塩化アンモニウム（塩化アンモニウム補正液5mEq/mL）が4時間で1Lを超えないようにする．急速投与は，溶血の原因となるので注意する.

●サイアザイド系利尿薬投与とNGチューブによる吸引を中止する.

●高度な嘔気・嘔吐には，制吐剤（ナウゼリン®，プリンペラン®など）を投与する.

●腎臓からの重炭酸イオンの排泄を増加させるため，ダイアモックス®（炭酸脱水酵素阻害薬）（1日1回250～500mg内服，注射用500mgを筋注または静注：生理食塩液か蒸留水，5%グルコースで溶解）を投与する.

●胃内の電解質の喪失を防ぐために，生理食塩液でNGチューブを洗浄する.

●低酸素血症を補正するため，必要であれば酸素を投与する.

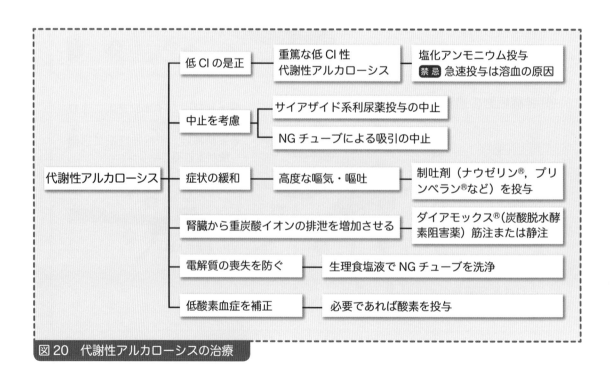

代謝性アルカローシス
- 低Clの是正 ─ 重篤な低Cl性代謝性アルカローシス ─ 塩化アンモニウム投与　禁忌 急速投与は溶血の原因
- 中止を考慮 ─ サイアザイド系利尿薬投与の中止／NGチューブによる吸引の中止
- 症状の緩和 ─ 高度な嘔気・嘔吐 ─ 制吐剤（ナウゼリン®，プリンペラン®など）を投与
- 腎臓から重炭酸イオンの排泄を増加させる ─ ダイアモックス®（炭酸脱水酵素阻害薬）筋注または静注
- 電解質の喪失を防ぐ ─ 生理食塩液でNGチューブを洗浄
- 低酸素血症を補正 ─ 必要であれば酸素を投与

図20　代謝性アルカローシスの治療

管理上注意すべきこと

- ☑ 筋脱力
- ☑ 筋力の減退
- ☑ テタニーを慎重に観察
- ☑ 心因性発作に注意…など

症 例　28歳，女性

主訴：悪心・嘔吐，食欲不振

動脈血ガス（ABG）分析

pH	7.58	（基準値：7.38 〜 4.41)
$PaCO_2$	62.5 mmHg	（基準値：39 〜 43)
PaO_2	86.8 mmHg	（基準値：85 〜 95)
HCO_3^-	61.0mEq/L	（基準値：24 〜 26)
BE	3.0 mEq/L	（基準値：− 2.5 〜 2.5 mEq/L)
SaO_2	98.3%	（基準値：95% 以上)

解説

Step 1

pH 7.58 は，アルカレミアである．

Step 2

● HCO_3^- は，61.0mEq/L と異常高値で，BE も高値であることから，代謝性因子が一次性変化と思われる．一次性に呼吸性因子の CO_2 が高値のアルカローシスはない．

Step 3

● $PaCO_2$ 62.5 mmHg　（基準値：39 〜 43) は高値であり，呼吸性代償機構による上昇と思われる．

答え

●代謝性アルカローシスといえる．原因は，肥満解消を願った長年にわたる利尿薬の服用による低 K 血症が疑われた．
（※アシドーシスとアルカローシスが複雑に絡み合った症例の理解については，参考資料 5 または 6 をご参照いただきたい.）

参考とした資料

1. 遠藤正之編著：よくわかる水電解質・輸液. 中外医学社，東京，2003
2. 富野康日己監訳：体液・電解質ガイド — 病態の理解から治療まで —. 総合医学社，東京，2008
3. 富野康日己編：内科病棟救急対応マニュアル. 中外医学社，東京，2008
4. 大平整爾，伊丹儀友編：輸液処方の実践に活かす水・電解質・酸塩基平衡の基本. 診断と治療社，東京，2010
5. 黒川　清：水・電解質と酸塩基平衡 — step by step で考える — 改訂第2版. 南江堂，東京，2004
6. 白髪宏司：血液ガス・酸塩基平衡に強くなる. 羊土社，東京，2013
7. 富野康日己：かかりつけ医のための腎疾患診療ガイド. 文光堂，東京，2015
8. 井上賀元編集代表：当直医マニュアル2020 第23版. 医歯薬出版，東京，2020
9. 富野康日己：慢性腎臓病CKDをマネージする. フジメディカル出版，大阪，2020
10. 佐藤弘明：レジデントのためのこれだけ輸液. 日本医事新報社，東京，2020
11. 富野康日己：必携！ 外来での腎臓病診療アプローチ. 中外医学社，東京，2021

索　引

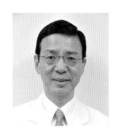

●著者プロフィール

富野康日己（とみの やすひこ）

1949 年生まれ，1974 年順天堂大学医学部卒業，1984 年東海大学医学部内科講師，1994 年順天堂大学医学部内科学講座教授，2004 年順天堂大学医学部附属順天堂医院副院長を経て，2006 年同大学医学部長，2008 年同大学大学院研究科長を歴任．現在，インドネシアアイルランガ大学名誉教授，順天堂大学名誉教授，医療法人社団松和会理事長．医師，メディカルスタッフ，患者向けの書籍を多数執筆．

図解でわかる
水・電解質と酸塩基平衡
―異常の原因と治療法―

2021年12月25日発行 　　　　　　　　　　　　　　　　第1版第1刷 ©

著　者　富野 康日己
　　　　（とみの やすひこ）
発行者　渡辺 嘉之
発行所　株式会社 総合医学社
　　　　〒101-0061　東京都千代田区神田三崎町 1-1-4
　　　　電話 03-3219-2920　FAX 03-3219-0410
　　　　URL：https://www.sogo-igaku.co.jp

Printed in Japan 　　　　　　　　　　　　　　　シナノ印刷株式会社
ISBN978-4-88378-744-9